KLEINE KLASSIK
für die
AKUPUNKTUR

Eine einfache Einführung in die Grundlagen
der Traditionellen Chinesischen Medizin

von

Prof.Dr.med.Gertrude KUBIENA

Mit 30 Abbildungen und 45 Tabellen

2. Auflage

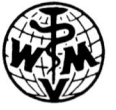 

2000

VERLAG WILHELM MAUDRICH
WIEN • MÜNCHEN • BERN

Anschrift der AUTORIN:
Prof. Dr. med. Gertrude KUBIENA
Weimarerstraße 41
A-1180 Wien

© Copyright 2000 by Verlag für medizinische Wissenschaften Wilhelm Maudrich, Wien
Printed in Austria
Alle Rechte, insbesondere das Recht der Vervielfältigung und Verbreitung sowie der Übersetzung in fremde Sprachen, vorbehalten. Kein Teil des Werkes darf in irgendeiner Form (durch Photokopie, Mikrofilm oder ein anderes Verfahren) ohne schriftliche Genehmigung des Verlages reproduziert oder unter Verwendung elektronischer Systeme verarbeitet, vervielfältigt oder verbreitet werden.
All rights reserved (including those of translation into foreign languages). No part of this book may be reproduced in any form – by photoprint, microfilm, or any other means – nor transmitted or translated into a machine language without written permission from the publishers.
Graphiken von Heinz Bruckner
Offsetdruck: Ferdinand Berger & Söhne Gesellschaft m.b.H., 3580 Horn,
Wiener Straße 80
ISBN 3 85175 757 2

Inhalt

Geleitwort		9
Vorwort		10
Grundlagen der Traditionellen Chinesischen Medizin		15
1.	**Xin und Yang**	16
1.1	Begriffserklärung	16
1.2	Einteilung in Yin- und Yang-Begriffe	16
1.3	Das Symbol für Yin und Yang	16
1.4	Störungen des Yin-Yang-Gleichgewichts als Krankheitsursache	18
2.	**Qi, Blut und Körperflüssigkeit**	20
2.1	Qi	20
2.1.1	Qi, Begriffserklärung	20
2.1.2	Verschiedene Typen von Qi	21
2.1.2.1	Materielles Qi	21
2.1.2.2	Essentielles Qi	21
2.1.2.3	Quellen-Qi	21
2.1.2.4	Funktionelles Qi	22
2.1.2.5	Nährendes Qi	22
2.1.2.6	Abwehr-Qi	22
2.1.3	Tabellarische Übersicht über die verschiedenen Arten von Qi	22
2.1.3.1	Materielles und funktionelles Qi	22
2.1.3.2	Quellen- und essentielles Qi	22
2.1.3.3	Nährendes und Abwehr-Qi	23
2.2	Blut	23
2.3	Körperflüssigkeit	23
3.	**Die Lehre von den Entsprechungen und der Begriff des Funktionskreises im Sinne der TCM**	24
3.1	Begriffserklärung „Funktionskreis" und „Entsprechungen"	24
3.1.1	Der Funktionskreis am Beispiel „Herz"	25
3.1.2	Der Mensch als Mikrokosmos im Makrokosmos	27

3.1.3	Drei Bereiche – Mikrokosmos, Makrokosmos, Kommunikation	28
3.2	Die Entsprechungen und ihre Bedeutung in Diagnostik und Therapie	28
3.2.1	Mikrokosmos Mensch	28
3.2.1.1	Zang-Organe	28
3.2.1.2	Fu-Organe	28
3.2.1.3	Innere Faktoren, Emotionen	30
3.2.1.4	Funktion Vegetativum	30
3.2.1.5	Inneres System	31
3.2.1.6	Komplexe Funktion	31
3.2.2	Makrokosmos – Umwelt	31
3.2.2.1	Äußere Faktoren	31
3.2.2.2	Zeit	32
3.2.2.3	Tageszeit	32
3.2.2.4	Jahreszeit	34
3.2.2.5	Himmelsrichtung	34
3.2.2.6	Elemente	36
3.2.2.7	Farbe	36
3.2.2.8	Wandlungsphase	36
3.2.3	Bereich der Kommunikation von Mikro- und Makrokosmos	36
3.2.3.1	Haut und Schleimhaut	36
3.2.3.2	Die Meridiane	36
3.2.3.3	Guan-Öffner	39
3.2.3.4	Ti-Schicht	39
3.2.3.5	Aroma	40
3.3	Zusammenfassende Tabellen der Funktionskreise bzw. der Entsprechungen	41
3.3.1	Mikrokosmos Mensch, Innenleben	41
3.3.2	Makrokosmos, Umwelt und Zeit	41
3.3.3	Kommunikation von Mikro- und Makrokosmos	42
3.4	Tabellen der einzelnen Funktionskreise	42
3.4.1	Leber – Gallenblase	42
3.4.2	Herz – Dünndarm	44
3.4.3	Milz/Pankreas – Magen	45
3.4.4	Lunge – Dickdarm	46
3.4.5	Niere – Blase	47
3.4.6	KS – 3E	48

4.	**Die Fünf-Elementen-Lehre**	49
4.1	Begriffserklärung	49
4.2	Die fünf Elemente und die zugeordneten Wandlungsphasen	50
4.3	Die fünf Elemente und das Yin-Yang-Prinzip	51
4.4	Die Entsprechungen und die fünf Elemente	52
4.5	Einige wichtige Beziehungen zwischen den fünf Elementen	53
4.5.1	Physiologische und pathologische Beziehungen zwischen den fünf Elementen	54
4.5.1.1	Zyklus der Hervorbringung bzw. Förderung	55
4.5.1.2	Zyklus der Hemmung, des „Im-Zaum-Haltens"	56
4.5.1.3	Zyklus der Überwältigung	57
4.5.1.4	Zyklus des Widerstandes	58
4.5.1.5	Mutter-Sohn-Regel	59
4.6	Die Bedeutung der Fünf-Elementen-Lehre in der TCM	61
4.6.1	Energetische Akupunktur	61
4.6.2	Symptomatische Akupunktur	62
4.7	Gedankenspiele	62
4.8	Die Berechnung der Tonisierungs- und Sedativpunkte aus den antiken Punkten	67
4.8.1	Die Organzuordnung der fünf Elemente	67
4.8.2	Mutter-Sohn-Regel	67
4.8.3	Die antiken Punkte	68
4.8.4	Die Zuordnung	68
4.8.4.1	Zuordnung der antiken Punkte zu den fünf Elementen	69
4.8.5	Die Praxis der Ausrechnung von Tonisierungs- und Sedativpunkten	70
4.8.6	Tabellen für Berechnung von Tonisierungs- und Sedativpunkten	72
5.	**Beziehungen der Meridiane untereinander**	73
5.1	Außen-/Innen-Yang-Yin-Regel	73
5.2	Oben-Unten-Regel / Yang-Yang − Yin-Yin	74
5.2.1	Meridiane und gegensätzlich wirksame äußere Faktoren nach der Oben-Unten-Regel	75
5.3	Mutter-Sohn-Regel nach der Fünf-Elementen-Lehre	76
5.4	Mutter-Sohn-Regel nach *Bischko*	77
5.5	Zyklen der Fünf-Elementen-Lehre	78

5.6	Beispiele für Beziehungen nach Meridianregeln	79
5.6.1	Herz/Dünndarm, Niere/Blase	79
5.6.2	Kreislauf–Sexualität/Dreifacher Erwärmer, Leber/Gallenblase	79
5.6.3	Lunge/Dickdarm, Magen/Milz-Pankreas	80
5.7	Zusammenfassende Tabellen der Meridian-Beziehungen	80
5.7.1	Außen-Innen-Regel	80
5.7.2	Oben-Unten-Regel	80
5.7.3	Mutter-Sohn-Regel nach der Fünf-Elementen-Lehre	81
5.7.4	Mutter-Sohn-Regel nach *Bischko*	81
5.7.5	Zyklen der fünf Elemente	81
6.	**Einige Prinzipien der TCM-Diagnostik und Therapie**	82
6.1	TCM-Diagnostik nach den acht Prinzipien	82
6.1.1	Die vier diagnostischen Schritte	82
6.1.2	Die acht Prinzipien	82
6.2	Kriterien der Punkteauswahl	84
6.2.1	Kriterien der Krankheit	84
6.2.1.1	Ort der Beschwerden	84
6.2.1.2	Dauer der Beschwerden	84
6.2.1.3	Art der Beschwerden	85
6.2.1.4	Stärke der Beschwerden	85
6.2.1.5	Ursache der Beschwerden	85
6.2.1.6	Tiefe des Eindringens – Schwere der Krankheit	86
6.2.2	Kriterien des Patienten	86
6.2.2.1	Konstitution	86
6.2.2.2	Kondition	86
6.2.2.3	Allgemeinzustand	86
6.2.3	Bedeutung für die Therapie	86
6.2.4	Nadelmanipulationstechniken	87
6.3	Übersicht zur Akupunktur-Therapiewahl	87
6.3.1	Ort der Beschwerden	87
6.3.2	Dauer der Beschwerden	88
6.3.3	Ursache und Art der Krankheit	88
6.3.3.1	Äußere und innere Faktoren	88
6.3.3.2	Modalitäten	88
6.3.4	Mangel oder Überfluß	89
6.3.5	Auswahlkriterium Reizstärke	89
6.3.6	Auswahlkriterium Reizart	89

7. Menschentypen 90

Weiterführende Literatur 91

Register 93

Geleitwort

Vielleicht werden sich manche wundern, daß ausgerechnet ich ein Geleitwort zum vorliegenden Buch schreibe. Denn ich bin ja bekannt dafür, daß ich heute der Klassik gegenüber nicht mehr mit gläubig ausgebreiteten Armen dastehe, wie das immer wieder geschieht.

Man kann sagen, daß dieses Buch eine der besten kurzgefaßten und verständlichsten Anleitungen für die Klassik enthält. Sicher kann man sie auch in die Praxis umsetzen, jedoch warne ich vor Grenzsituationen. Dieses Buch unterscheidet sich wohltuend von anderen, die für alle Krankheiten (bis zu AIDS) akupunkturistische Anleitungen geben, die weder einer Überprüfung standhalten noch gegebenenfalls den Autor oder Anwender vor dem Kadi schützen.

Was man wirklich positiv aus der Klassik lernen kann, ist Typologie, zirkadiane Rhythmen und ähnliches. Das sollte man sich gerne einverleiben, obwohl uns vieles davon heute ohnedies selbstverständlich ist.

Wenn aber der geneigte Leser nach Lektüre dieses Buches zum Schluß kommt, er hätte nun echt verstanden, warum Akupunktur in ihren beiden Spielarten heute als komplementäre und nicht als alternative Methode empfunden werden sollte, dann hat es seinen Zweck absolut erfüllt. Man sollte ja nicht urteilen, ohne sich über beide Methoden profund zu informieren. Dazu ist dieses Buch eine große Hilfe.

Sehr oft haben sich bei uns hospitierende Kollegen gewundert, daß es bei uns keine einheitliche, apodiktische Lehrmeinung gäbe. Das aber wollte ich immer vermieden wissen, denn ich denke heute noch, daß sich jeder intelligente Mensch letztlich seine eigene Meinung aus dem Gehörten und Gesehenen machen muß. Möge dieses Buch hierbei helfen.

Wien, im Herbst 1989　　　　　　　　　*Prof. Dr. med. Johannes Bischko*

Vorwort

„Klassik" ja oder nein — ein ständiges Diskussionsthema zwischen meinem verehrten Lehrer *Johannes Bischko* und mir.

Bischko, der immer wieder betont, daß er von der „Klassik" kommt, hat sie verlassen und lehnt sie ab.

Ich komme aus der Schule *Bischko* und verdanke meinem Lehrer Kenntnisse in und Interesse an der Akupunktur. Mich interessiert die „Klassik". Denn alle Akupunktur-Lehrbücher verwenden Begriffe aus der Klassik entweder ohne oder mit Erläuterungen. Die Erläuterungen sind aber meistens so gehalten, daß man daraus nicht klug wird. Und so wirft mancher das Handtuch. Dabei ist das völlig unnötig, denn das Grundprinzip ist bestechend einfach, es wird nur meistens unvollständig, dafür aber unnötig kompliziert dargestellt.

Interesse für die „Klassik" bedeutet keineswegs Ablehnung des westlich-analytischen Weges. Im Gegenteil — der Arzt, der von der Wirksamkeit der Akupunktur überzeugt ist, wünscht sich nichts mehr als den wissenschaftlichen Nachweis der Akupunktur-Wirkungsmechanismen bis ins Detail, um der Akupunktur die vollständige offizielle Anerkennung durch die klinischen Gremien zu bringen.

Viele, die sich niemals mit der „Klassik" befaßt haben, stehen ihr ambivalent gegenüber: Einerseits sind sie nicht sicher, ob sie nicht doch der Weisheit letzten Schluß versäumen, andererseits neigen sie eher zur prinzipiellen Ablehnung, weil ihnen die „Klassik" durch Teilinformationen als unverständliches, krauses Zeug erscheint.

Dieses Büchlein wurde ganz einfach (und hoffentlich für Sie lesbar) geschrieben, damit Sie sich selbst eine Meinung über die „Klassik" bilden können. Es erhebt keineswegs Anspruch auf Vollständigkeit, es soll dem Leser nur einige Hinweise darauf geben, wovon bei der umstrittenen „Klassik" die Rede ist.

Das Büchlein soll Ihnen aber auch helfen, andere Bücher zu verstehen, denn es enthält in knappster Form die wichtigsten Begriffe und Prinzipien der Akupunktur. Zusammenhänge und Assoziationsmodelle der Traditionellen Chinesischen Medizin (TCM) sind in Tabellen zusammengefaßt und mit zahlreichen Graphiken — die meisten sind vom akademischen Maler *Heinz Bruckner* — illustriert. Zum besseren Verständnis sind die Graphiken bewußt einfach gehalten.

Die Tabellen sind in den Text eingefügt. Um das Nachschlagen von Begriffskomplexen einfacher zu gestalten, werden zusätzlich Tabellenblöcke eingefügt. Dadurch erscheinen manche Tabellen doppelt.

Ob die „Klassik" für die Akupunktur wichtig ist oder nicht, das ist die Frage. Bevor man sich damit befaßt, muß klargestellt werden, was „Klassik" eigentlich ist. Denn streng genommen fällt auch der Begriff des Meridians unter „Klassik".

Bisher sind nämlich zwar die Akupunkturpunkte pathophysiologisch und bioelektrisch nachgewiesen, nicht hingegen die Meridiane. Trotzdem benützen auch Gegner der „Klassik" Fernpunkte, deren Wirkung eigentlich bisher nicht befriedigend erklärt werden kann — außer durch den Meridianverlauf.

Ob wir den Meridian-Begriff beibehalten, ist eine Grundsatzfrage: Lassen wir nämlich den Begriff der Meridiane weg, dann können wir kaum mehr von Akupunktur reden, dann betreiben wir Reflextherapie.

In diesem Buch werden einige Grundbegriffe der Traditionellen Chinesischen Medizinphilosophie besprochen, wie Qi, Yin und Yang, die Lehre von den Entsprechungen und die Lehre von den fünf Elementen. Genauer eingegangen wird auf die ganzheitliche Betrachtungsweise der Traditionellen Chinesischen Medizin, insbesondere auf deren Interpretation der Beziehungen zwischen den Phänomenen des menschlichen Innenlebens und der Umwelt. Außerdem werden einige diagnostische und therapeutische Prinzipien beschrieben und Diskrepanzen zwischen westlicher und östlicher Akupunkturliteratur erläutert.

Die vorliegende Broschüre beschreibt nur wertfrei, worum es bei der Traditionellen Chinesischen Medizin eigentlich geht.

Ob Sie, geneigte Leser, die Klassik in Ihre therapeutischen Überlegungen einbeziehen oder nicht, bleibt Ihnen überlassen. Bevor Sie sich entscheiden, sollen Sie wenigstens ahnen, worum es eigentlich geht.

Der westlich-wissenschaftlich orientierte Arzt glaubt nur, was er mit Messungen, Zahlen und Fakten beweisen kann; das hat seine Berechtigung. Der Patient glaubt, was er spürt. *Wie* der Arzt zu seinem Therapieprogramm kommt, ist dem Patienten egal, nutzen muß es. Der Arzt will beides: Er will dem Patienten helfen, er will aber auch wissen, *warum* und *wie* seine Behandlung wirkt. Und er will vor allem dem Patienten nicht schaden.

Auch wenn die „Klassik" für das wissenschaftliche Verständnis des Phänomens Akupunktur nichts bringt, ist es doch interessant, was sich die Ärzte vor 1 000 Jahren und mehr bei der Behandlung vorgestellt haben und wie sie bestrebt waren, Mensch und Natur in ein ganzheitliches System zu bringen.

Wie ich persönlich zur Klassik stehe

Ich weiß heute, daß die sogenannte „Klassik" ein empirisches Assoziationssystem ist, das man gebrauchen kann (vor allem wenn man ein schlechtes Gedächtnis hat), aber nicht unbedingt muß. Man kann eine Menge guter Akupunktur auch ohne Klassik machen — z. B. die gesamte Akupunktur-Analgesie. Man kann sich auch ganz auf die alten europäischen Meister wie *Bischko, de la Fuye* usw. verlassen und ausschließlich nach deren Erfahrungen arbeiten. Man kann auch reine Reflextherapie betreiben. Mir persönlich macht das „andere Denken" im Sinne ausgewählter Kapitel aus der Klassik einfach Freude. Und das darf doch sein — oder?

Wien, im Herbst 1989   Dr. med. Gertrude Kubiena

Vorwort zur Neuauflage

1989, im Erscheinungsjahr der ersten Auflage der kleinen Klassik begann ich — fasziniert von der chinesischen Denkungsart — mit dem Studium der Sinologie an der Universität Wien. Seither sind sechs Jahre vergangen und ich kann mir nicht mehr vorstellen, Akupunktur ohne klassischen Hintergrund zu betreiben. Zahlreiche Studienaufenthalte in der Volksrepublik China führten dazu, daß die Prinzipien der Traditionellen Chinesischen Medizin in der Neuauflage noch klarer dargestellt werden konnten und es wurde mir immer deutlicher mit welcher Selbstverständlichkeit dort die Grundsätze der Traditionellen Chinesischen Medizin in jede Behandlung einfließen. Auch wenn nach wie vor gilt, daß primär eine westliche Diagnose zu erstellen ist, muß doch mit aller Deutlichkeit gesagt werden, daß für die Akupunktur und erst recht für die Anwendung chinesischer Pharmatherapie die traditionelle chinesische Diagnostik unerläßlich ist. Die TCM ist aber auch für den Arzt, der keine Akupunktur oder chinesische Medizin betreibt für die tägliche Praxis interessant, weil die Kunst der Beobachtung, der Diagnostik mit den Sinnesorganen wieder zu Ehren kommt.

Die erste Ausgabe der kleinen Klassik war so schnell vergriffen, daß ein Jahr später bereits die zweite Auflage notwendig und ebenfalls bald ausverkauft war. Es ist eine besondere Freude, daß sich der österreichische Verlag Maudrich entschlossen hat, aufgrund der großen Nachfrage die vorliegende Neuauflage herauszubringen, was die technische Arbeit für eine österreichische Autorin wesentlich erleichtert. Die Autorin dankt dem Haug-Verlag für die Rückgabe der Rechte und dem Verlag Maudrich in Wien für deren Übernahme. Besonderer Dank gilt dem Verlagsleiter, Herrn Grois, der sorgfältigen Lektorin, Frau Hexel, der Druckerei Berger und meinen alten Freunden und Lehrern in Österreich – Bischko, Meng, Bergsmann, Petricek, Kitzinger, Wancura, König und vielen anderen sowie meinen Freunden und Lehrern in China. Stellvertretend für viele seien genannt die Hochschulen für Traditionelle Chinesische Medizin in Peking, Fuzhou und Shanghai und vor allem die Gesundheitsministerien der Republik Österreich und der Volksrepublik China, die mir Studienaufenthalte in China zur Vorbereitung qualifizierter Speziallehrgänge ermöglicht haben.

Den Lesern des Büchleins wünsche ich viel Vergnügen mit der Traditionellen Chinesischen Medizin, die viel einfacher und praxisorientierter ist, als man glaubt. Und das Schönste: Man lernt nie aus – wie die Neuauflage der „Kleinen Klassik" hoffentlich zeigt.

Wien, Oktober 1995   *Prof. Dr. Gertrude Kubiena*

Vorwort zur 2. Auflage

Wie die Zeit vergeht und wie sich die Zeiten ändern! 1989, als die erste Auflage dieses Büchleins erschien, war ich der Meinung, man könne die „Klassik" gebrauchen, müsse aber nicht. Das mag wohl für eine einfache Akupunktur gelten, gilt jedoch nie und nimmer für die chinesische Arzneimitteltherapie. Heute könnte ich mir überhaupt nicht mehr vorstellen, ohne klassischen philosophischen Hintergrund chinesische Medizin zu betreiben. Und heute muß man sich auch nicht mehr quasi dafür entschuldigen, daß man sich dafür interessiert. Das zeigt auch die anwachsende Flut immer höher qualifizierter Literatur aus dem asiatischen und dem amerikanischen Raum.

Ich habe überlegt, ob ich nicht ein völlig neues Buch aus der kleinen Klassik machen soll. Denn würde ich heute ein Buch zum Einsteigen in die Traditionelle Chinesische Medizin schreiben, dann wäre dieses weit umfangreicher. Aber wahrscheinlich ist es ganz gut, daß die „Kleine Klassik" so klein ist, denn das nimmt vielen KollegInnen die Schwellenangst vor einer bislang recht fremdartigen Materie.

Die „Kleine Klassik" soll den Zugang zur umfangreichen neuen TCM-Literatur erleichtern und versteht sich als Anfang eines langen Weges mit der TCM. Denn wer einmal davon gepackt ist, der zeigt in der Regel bald ein ausgeprägtes „Suchtverhalten" und tut unaufhaltsam weiter.

Möge dieses kleine Büchlein weiterhin vielen Kolleginnen und Kollegen den Einstieg in die Traditionelle Chinesische Medizin erleichtern! Und möge es mithelfen, die Traditionelle Chinesische Medizin zu entmystifizieren und ihr den Platz zu erobern, der ihr gebührt: den Platz eines in sich geschlossenen logischen medizinischen Systems, welches kein Ersatz für unsere Medizin ist, welches aber in vielen Fällen weiterhilft, wo die Westliche Medizin ansteht.

Wien, im Herbst 2000 *Prof. Mag. Dr. Gertrude Kubiena*

Grundlagen der Traditionellen Chinesischen Medizin (TCM)

Entgegen einer weitverbreiteten Meinung ist die *Akupunktur* nur ein ganz kleiner Teil der Traditionellen Chinesischen Medizin (TCM). Die TCM wiederum ist nur ein kleiner Teil einer großen Philosophie. Am Anfang jeder Behandlung nach der TCM steht die *Diagnostik*. Ist die Diagnose gestellt, ergibt sich daraus zwingend die Therapie nach der *Traditionellen Chinesischen Medizin;* und das ist höchstens in einem Drittel der Fälle die Akupunktur.

Als **Mindestvoraussetzung** für das Verständnis der TCM-Diagnostik und Therapie sollte man das Grundprinzip der TCM kennen: *Gesundheit ist Gleichgewicht, Harmonie, innerhalb des menschlichen Körpers ebenso wie zwischen Mensch und Umwelt. Dazu gehört der ständige harmonische Ablauf der Lebensvorgänge. Wird diese Harmonie gestört, entsteht Krankheit. Die chinesische Medizin bezweckt daher die Wahrung bzw. die Wiederherstellung der Harmonie.*

Um die Gedankengänge der TCM nachvollziehen zu können, sollte man nebst Akupunktur-Punkten und Meridianen von einigen Begriffen, Prinzipien und Regeln gehört haben:
1. *Yin und Yang;*
2. *Qi, Blut und Körperflüssigkeit;*
3. die Lehre von den *Entsprechungen* und der Begriff des *Funktionskreises,* untrennbar damit verbunden ist
4. *die Fünf-Elementen-Lehre;*
5. *Beziehungen der Meridiane untereinander* — Meridianregeln;
6. *einige Behandlungsprinzipien.*

1. Yin und Yang

1.1 Begriffserklärung

Die chinesische Philosophie kennt viele Wechselbeziehungen, von deren Balance Gesund- oder Kranksein abhängen: z. B. das Gleichgewicht zwischen „pathogenen Faktoren" und Abwehr-Qi (am besten zu übersetzen mit Abwehrkräften); oder die Fünf-Elementen-Lehre mit ihrer Vorstellung vom Gleichgewicht zwischen fünf essentiellen Dingen, nämlich Holz, Feuer, Erde, Metall und Wasser. Allen Lehren und Prinzipien übergeordnet ist das Yin-Yang-Prinzip. Das heißt, alle Erscheinungen in und um uns werden entweder dem Yin oder dem Yang zugeordnet.

Yin und Yang sind zwei Begriffe, die einander einerseits ausschließen, andererseits bedingen und die ineinander übergehen. Am besten erklärt den Begriff die wörtliche Übersetzung:

Yang bedeutet die sonnenbeschienene, *Yin* bedeutet die im Schatten liegende Seite eines Berges.

Licht und Schatten sind einerseits Gegensätze, können aber andererseits ohne einander nicht existieren: Ohne Licht gibt es keinen Schatten; und ohne den Begriff des Schattens ist der Begriff des Lichtes sinnlos.

1.2 Einteilung in Yin- und Yang-Begriffe

stammt aus der vorfeministischen Zeit, das sieht man deutlich an den Zuordnungen: Man könnte nämlich auch das weibliche Prinzip dem Yin und das männliche dem Yang zuordnen.

Grob unterteilend kann man sagen, *Yang* ist männlich, strahlend, kämpferisch, expansiv, nach außen gehend, himmlisch, geistig, *Yin* ist alles, was dunkel, fügsam, bewahrend, nach innen gehend, irdisch, instinktiv materiell ist (s. Tab. 1).

1.3 Das Symbol für Yin und Yang

Das Symbol für Yin und Yang ist die Monade, ein Kreis, der durch zwei Sinuskurven in zwei gleich große Areale geteilt wird, ein schwarzes

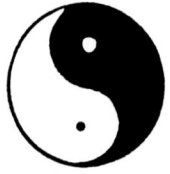

Abb. 1

Tab. 1

Yin	Yang
weiblich	männlich
Mond	Sonne
dunkel	hell
Ruhe	Bewegung
schwach	stark
Nacht	Tag
materiell	ideell
irdisch	himmlisch
Nahrungsenergie	Bewegungsenergie
TCM	
Bauch	Rücken
innen	außen
das Körperinnere „Li"	Körperoberfläche „Biao"
parenchymatöse Organe	Hohlorgane
„Zang"	„Fu"
und die zugehörigen	und die zugehörigen
Yin-Meridiane	Yang-Meridiane
Leber, Herz, Milz/Pankreas, Lunge, Niere	Gallenblase, Dünndarm, Magen, Dickdarm, Blase
Schwäche	Stärke
Mangel, Leere	Überfluß, Fülle, Exzeß
Zwerchfell	
unterhalb	oberhalb des Zwerchfelles
Schmerzqualität	
tief, diffus	oberflächlich
dauernd	anfallsweise
lokalstabil	wechselnde Lokalisation
Therapie	
besser	auf Druck / Wärme / Bewegung	schlechter
schlechter	auf Entlastung / Kälte / Ruhe	besser
5 Elemente	
Metall	Holz
Wasser	Feuer
zwischen Yin und Yang: Erde	

und ein weißes. Da es aber kein absolutes Yin oder Yang gibt, hat das schwarze Feld ein kleines weißes Kreislein, und das weiße Feld hat ein kleines schwarzes Kreislein.

17

Es gibt im Leben kein totales Yin oder Yang, beides wäre der Tod: Totales Yin heißt totale Inaktivität, totales Yang heißt totale Hyperaktivität, Chaos.

1.4 Störungen des Yin-Yang-Gleichgewichts als Krankheitsursache

Das Ziel jeder Behandlung im Sinne der TCM ist, das Gleichgewicht zwischen Yin und Yang zu bewahren oder herzustellen.

Dabei gilt der wichtige Grundsatz: Immer zuerst Defizite auffüllen und dann erst reduzieren.

Dieser Grundsatz ist deshalb so wichtig, weil Mangel oder Überschuß keineswegs absolut sein müssen, es gibt auch relative Mangel- und Überschußzustände, wie Abb. 2 zeigt.

Gesundheit bedeutet Gleichgewicht von Yin und Yang.

Ist eines der beiden erheblich schwächer als das andere, dann ist die Balance und damit die Gesundheit gestört.

Abb. 2 zeigt, daß eine Verschiebung des Gleichgewichtes verschiedene Ursachen haben kann und daß nicht jedes Defizit und jeder Überfluß echt sein muß: Die TCM ist eben eine Medizin der Relationen:
— echtes Yang-Defizit mit echtem Yin-Überschuß
— echtes Yang-Defizit bei normalem Yin
— Defizit von Yang und Yin,
  aber relativ stärkeres Yang-Defizit
— echtes Yin-Defizit mit echtem Yang-Überschuß
— echtes Yin-Defizit bei normalem Yang
— Defizit von Yin und Yang,
  aber relativ stärkeres Yin-Defizit.

Die Behandlung eines Defizits von Yin und Yang bei relativ größerem Defizit eines Faktors wird naturgemäß anders sein müssen als die Behandlung echter Überschuß-/Mangelzustände.

Die Differenzierung dieser Zustände ist anfangs schwierig; es gibt aber genau umschriebene Syndrome, die in diesem Buch nicht ausgeführt sind.

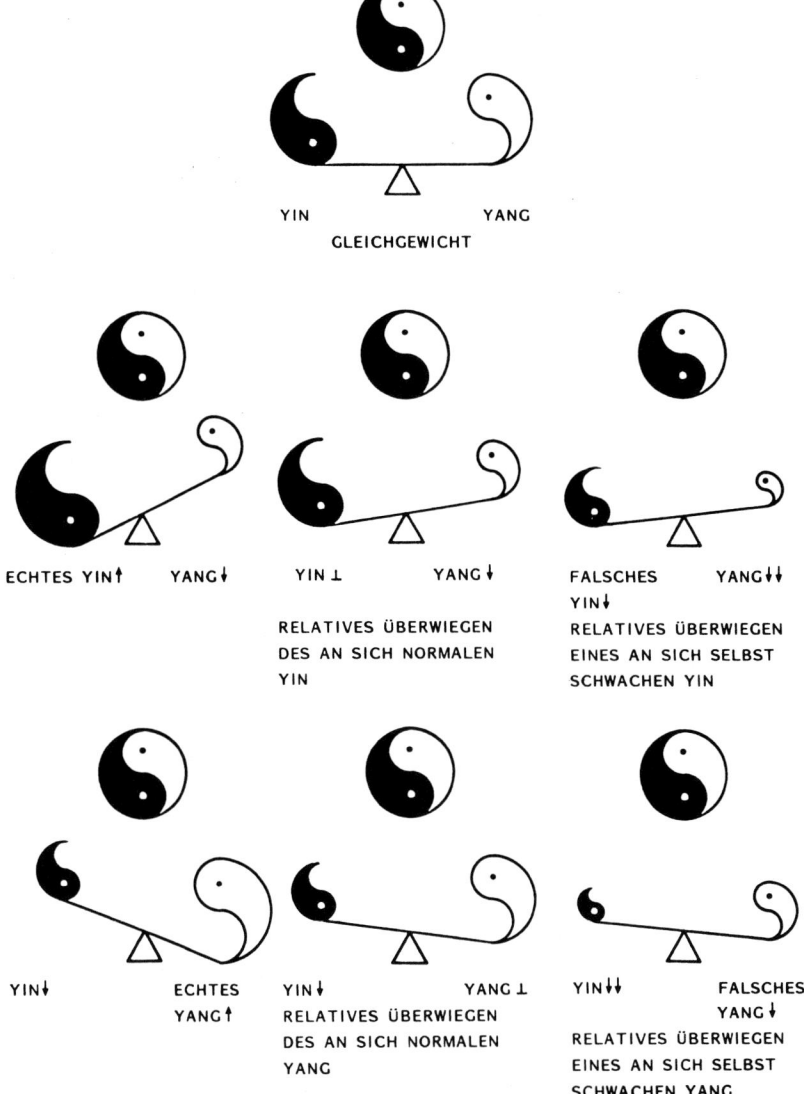

Abb. 2: Das Yin-Yang-Gleichgewicht und dessen Störungen.

2. Qi, Blut und Körperflüssigkeit

2.1 Qi

Die TCM ist nicht nur eine Medizin der Relationen, sondern auch eine Medizin der Systeme. Auch unsere Medizin arbeitet mit Systemen: Gefäßsystem, Nervensystem, Lymphsystem... In der TCM spielt ein bei uns weitgehend undefiniertes System eine führende Rolle, nämlich das System des Qi.

2.1.1 *Qi, Begriffserklärung*

Qi kann man nicht vollkommen übersetzen. Qi bedeutet Lebenskraft, die Kraft, die aus einem Haufen organischer und anorganischer Substanzen ein Lebewesen macht; gleichzeitig bedeutet es alles, was zum Leben notwendig ist: Atem, verwertbare Substanzen aus der Nahrung, Erbmasse; und gleichzeitig haben auch die verschiedenen inneren Organe ihr „funktionelles" Qi, ihr eigenes vitales Prinzip.

Eigentlich ist „Qi" nur mit dem Odem Gottes, der aus einem Lehmklumpen den Menschen Adam macht, vergleichbar.

Qi kreist nach TCM-Vorstellung 24 Stunden im menschlichen Körper, in den verschiedenen Organen und damit in den verschiedenen, ihnen zugeordneten Regionen an der Körperoberfläche, den „Meridianen" (Organuhr!). Diesem Prinzip entspricht unser Begriff des *Biorhythmus*.

Qi ist ein medizinphilosophischer Begriff. Dennoch wird vom Qi immer wie von einer Substanz gesprochen. Jedenfalls dient Qi als Denkmodell für viele Lebensvorgänge, Krankheiten und ihre Behandlung.

Der Fluß des Qi darf nicht stagnieren. Zahlreiche Behandlungsmethoden beziehen sich darauf, u. a. die Akupunktur. Übrigens wird immer von Zirkulation oder Stagnation von Qi *und* Blut gesprochen. Blut und Qi zirkulieren also gemeinsam; und ob diese Zirkulation funktioniert, das hängt von der allgemeinen und von der lokalen Kreislaufsituation ab: Ein Trauma kann den Fluß von Blut und Qi lokal und allgemein (Schock) stören; eine Krankheit kann zu Störungen im Kreislauf führen usw. Erkrankt ein inneres Organ, zeigt sich das in einer Veränderung seiner Qi-Zirkulation. Und da Blut und Qi wie gesagt gemeinsam zirkulieren, gibt der Puls Aufschluß über die Zirkulation oder die Stagnation von Blut und Qi.

In China wird größter Wert auf die Auslösung des sogenannten *De-Qi-Gefühls* gelegt. Das ist eine bestimmte Sensation, ausgelöst durch Setzen und Manipulieren der Akupunkturnadel. Es darf nicht irgendein Gefühl sein, es muß eine bestimmte Gefühlsqualität vom Patienten beschrieben werden, nämlich entweder eine Art Ziehen oder ein dumpfes Gefühl, das sich entlang des Meridianverlaufes ausbreitet. Die Auslösung dieses Gefühls wird als „Ankunft des Qi" bezeichnet, ein Zeichen dafür, daß im entsprechenden Meridian das Qi zirkuliert.

2.1.2 Verschiedene Typen von Qi

Man unterscheidet:

2.1.2.1 *Materielles Qi,*
reines Qi (Qingqi) (aus der Luft) und
Qi aus der Nahrung.

Beide werden nach der Geburt aus der Atmosphäre (Atmung) und aus der Nahrung aufgenommen. Im Brustkorb treffen sie einander und bilden

2.1.2.2 *Essentielles Qi*

Eigentlich entspricht diese Vorstellung unseren physiologischen Erkenntnissen: Was braucht der Mensch, um am Leben zu bleiben? Luft und Nahrung, und aus diesen beiden Komponenten entstehen über biochemische Prozesse alle vital essentiellen Stoffe.

In der TCM ist die Hauptfunktion des essentiellen Qi die Ernährung von Lunge und Herz, damit diese ihre Funktionen, nämlich die Beherrschung von Blut, Gefäßsystem und Atmung, richtig erfüllen können; das essentielle Qi dient der Erhaltung des Individuums.

Etwas anderes ist das

2.1.2.3 *Quellen-Qi (Yuanqi)* = „*Nieren-Qi*"

Darunter versteht man die ererbte Lebenskraft, sozusagen die Konstitution. Das Quellen-Qi ist angeboren und nur in einer begrenzten Menge vorhanden. Es kann nicht vollwertig ergänzt werden, aber man kann Quellen-Qi sparen durch gute Verwertung des essentiellen Qi; und man kann das Quellen-Qi aktivieren durch Übungen, wie sie in China üblich sind z. B. Taiji oder Qi Gong.

Zuständig ist das Quellen-Qi für die Fortpflanzung; das Quellen-Qi dient der Arterhaltung.

2.1.2.4 *Funktionelles Qi*

Darunter versteht man das Qi, die Lebenskraft der einzelnen inneren Organe, von Herz, Leber, Milz, Niere, Lunge, Magen.

2.1.2.5 *Nährendes Qi*

Es wird aus der Nahrung gewonnen, in den Blutgefäßen transportiert und ernährt alle inneren Organe; es entspricht also dem Stoffwechsel.

2.1.2.6 *Abwehr-Qi*

Ein Sammelbegriff für alles, was gegen pathogene Einflüsse schützt. Da die Chinesen das Immunsystem noch nicht kannten, ist der Begriff des Abwehr-Qi eher vordergründig definiert. Man stellte sich in der TCM das Entstehen einer Krankheit als „Eindringen" pathogener Faktoren wie Kälte, Hitze, Wind usw. von außen nach innen vor. Daher rührt die Vorstellung, daß der Körper von außen geschützt werden muß. Deshalb ist das Abwehr-Qi nicht in den Blutgefäßen, sondern in Haut, Bindegewebe, Muskeln lokalisiert. Dazu gehören auch die physiologischen Mechanismen zum Schließen der Poren; Schutz und Ernährung der Haut, der eine große Schutzfunktion zugeschrieben wird; die Körperwärme usw.

2.1.3 *Tabellarische Übersicht über die verschiedenen Arten von Qi*

2.1.3.1 *Materielles und funktionelles Qi*

Tab. 2

Materielles Qi	Funktionelles Qi
Qi aus der Luft = „reines Qi" Qi aus der Nahrung	Qi von Herz Leber Milz Niere Lunge Magen

2.1.3.2 *Quellen-und essentielles Qi*

Tab. 3

Art des Qi	Quelle	Funktion
Quellen-Qi Nieren-Qi	ererbt	Fortpflanzung
Essentielles Qi besteht aus reinem Qi und aus Qi aus der	= Luft Nahrung	Ernährung von Herz und Lunge, damit Kreislauf und Atmung funktionieren

2.1.3.3 Nährendes und Abwehr-Qi

Tab. 4

Art des Qi	Quelle	Wirkung	
		Ort	Art
Nährendes Qi	Nahrung	Gefäße	unterstützt innere Organe
Abwehr-Qi	Nahrung	außerhalb der Gefäße, in Muskeln, Haut, Bindegewebe	Schutz nach außen; Schließen der Poren; Wärme, Schutz und Ernährung von Haut und Subcutis

2.2 Blut

Blut ist wichtig als Transportmittel für die „Essenz", also das Verwertbare aus der Nahrung und Qi. Blut- und Qi-Zirkulation hängen eng zusammen: Es wird immer vom Fluß von „Qi und Blut" gesprochen; Qi-Mangel und Blutarmut gehen miteinander einher, eins führt zum anderen.

Stagnation der Blutzirkulation führt zur Stagnation der Zirkulation von Qi und umgekehrt
(siehe „Qi" Seite 20).

2.3 Körperflüssigkeit

Körperflüssigkeit entsteht aus flüssiger und fester Nahrung. Im Blut ist viel Körperflüssigkeit. Die sonstigen Exkrete entstehen ebenfalls daraus (Schweiß, Urin, Speichel usw.).

Viele Krankheiten verursachen Störungen im Körperflüssigkeitshaushalt: z. B. starkes Schwitzen oder Polyurie, was in der TCM als Qi-Schwäche gilt, oder rheumatische Gelenkschwellung, die als Flüssigkeitsanhäufung durch eine Störung der Beziehung verschiedener innerer Organe zueinander angesehen wird.

Veränderungen der Körperflüssigkeit zeigen also Störungen bestimmter Organe an. Besonders die Exkrete dienen seit alters her in der TCM wie in unserer Medizin als diagnostische Hilfsmittel (Harn—Diabetes, Hepatitis, Gallenstein; Stuhl — Blut usw.).

Aber auch die Menge der Körperflüssigkeit ist relevant, man denke an Ödem oder Exsikkose.

3. Die Lehre von den Entsprechungen und der Begriff des Funktionskreises im Sinne der TCM

Westliche und Traditionelle Chinesische Medizin haben sich in ganz verschiedene Richtungen entwickelt. Der westliche Arzt hat immer kurative Medizin betrieben, d. h. er wurde gerufen, wenn die Krankheit schon ausgebrochen war. Seine Hilflosigkeit kaschierte er durch die Erfindung einer für den Patienten unverständlichen Sprache; erst in neuerer Zeit hat das ärztliche Gespräch mit dem Patienten einen gewissen Stellenwert erhalten, was sich u. a. in einer (teilweisen) Honorierung des Gesprächs durch die Krankenkassen niederschlägt.

Der chinesische Arzt wurde bekanntlich nur bezahlt, solange der Patient gesund war. Also hatte der Arzt das größte Interesse daran, mit seinem Patienten zu reden, ihm die Krankheit und wie sie zu vermeiden sei zu erklären und dem Patienten klarzumachen, daß er selbst an seiner Krankheit schuld sei. Daher benützte der traditionell chinesische Arzt eine für den Patienten verständliche Sprache, eine Sprache, die Krankheitserscheinungen, aber auch Vorwarnungen und mögliche Ursachen mit Phänomenen aus Umwelt und Gefühlsleben verglich, die der Patient aus seinem täglichen Leben kennen mußte.

3.1 Begriffserklärung „Funktionskreis" und „Entsprechungen"

Es ist eine Eigenart der chinesischen Philosophie, alle Dinge dieser Welt in *ein System* bringen zu wollen, in ein System, in dem jeweils ein ganzer Komplex von Phänomenen und Begriffen zusammengehört. So ein Komplex wird als *„Funktionskreis"* im Sinne der TCM bezeichnet.

Woher kommen die Funktionskreise? Man überlegte sich, was welchem bekannten Phänomen *entspricht,* daher der Begriff der *„Entsprechungen"* in der TCM. Diese „Entsprechungen" betreffen alle Bereiche des menschlichen Lebens. Was in so einem Funktionskreis u. a. zusammengehört, sehen Sie unten im Beispiel „Herz". Tabellen für alle anderen Organe finden Sie unter Punkt 3.4 auf den Seiten 42 ff.

Jedenfalls entspricht jedes innere Organ einem bestimmten Areal an der Körperoberfläche: Das sind unsere „Akupunktur-Meridiane". Für die Chinesen ist der „Meridian" aber nur kleiner Teil eines großen Systems von Bahnen oder „Channels" und „Kollateralen", das sind innere Verbindungen von Organen und Meridianen.

Je zwei innere Organe, immer ein parenchymatöses Organ und ein Hohlorgan, gehören untrennbar zusammen, wobei die Logik dieser Paarungen manchmal sehr, manchmal weniger ausgeprägt ist.

Zu jedem Organpaar gehören außerdem die verschiedensten Dinge aus dem Körperinneren und aus der Umwelt, z. B. ein äußerer (Umwelt-) Faktor, eine Emotion, aber auch eine Jahreszeit, eine Tageszeit, eine Farbe, eine Himmelsrichtung, ein Aroma, ein Sinnes- bzw. Sprechwerkzeug, eine Körperschicht usw.

Der Mensch wird gleichsam als Mikrokosmos in seiner Umwelt, dem Makrokosmos, betrachtet, wobei alle Organe, Störungen, Gefühle des Körperinneren (auch Emotionen!) mit Erscheinungen an der Körperoberfläche ebenso wie mit bekannten Phänomenen der Umwelt (Zeit, Hitze, Kälte, Wetter, Jahreszeit, den fünf Elementen der TCM etc.) in Zusammenhang gebracht werden. Einerseits werden die zahlreichen inneren und äußeren Faktoren als Krankheitsursache angesehen, andererseits als Vergleich für Krankheitssymptome gebraucht.

Beispiel: *„Hitze-Krankheit"* kann Verschiedenes heißen:
1. daß der Patient „Hitze" empfindet (Wallungen, Fieber in einem bestimmten Stadium),
2. daß in einer Körperregion „Hitze" entstanden ist (Fieber, Entzündung),
3. daß Hitze die Ursache der Krankheit ist (Sonnenbrand oder Herpes nach Sonnenbrand).

Störungen des Körperinneren (Li) zeigen sich an Sinnesorganen, Körperöffnungen und an der Körperoberfläche (Biao); auch innere Krankheiten können also von außen diagnostiziert und behandelt werden. Darüber hinaus spielt die Tageszeit eine Rolle; die TCM berücksichtigt seit jeher *Biorhythmus, Wechselwirkung von Leib, Seele, Geist und Umwelteinflüssen.*

Um es zu wiederholen: Der TCM liegt also seit jeher das zugrunde, was wir heute (ver)suchen: die ganzheitliche Betrachtung des Menschen mit seiner Krankheit in seiner Umwelt.

3.1.1 *Der Funktionskreis am Beispiel „Herz"*

Wenn wir westlichen Mediziner Akupunktur betreiben, dann sprechen wir von „Meridianen", ohne uns darüber klar zu sein, daß diese nur ein kleiner Teil eines großen Systems sind. Sprechen wir z. B. vom

Herz-Meridian, dann meinen wir damit einen uns aus der Literatur bekannten Bereich an Arm und Thorax.

Spricht der traditionell medizinisch orientierte Chinese von „Herz", dann meint er damit eine Fülle von Begriffen, die alle miteinander in Beziehung stehen und die voneinander nicht zu trennen sind, er spricht vom Funktionskreis „Herz":

Zum Funktionskreis „Herz" gehören folgende Faktoren:
Das *Zang-*(parenchymatöse) Organ *Herz* als Organ, aber auch als ideeller Begriff für Seele, Geist, Esprit, Gemüt, Großhirn
Das *Fu-*(Hohl)*Organ Dünndarm*
Die *Emotionen Freude, Hektik, Manie*
Die *Jahreszeit Frühsommer*
Die *Himmelsrichtung Süden*
Das *Element Feuer*
Die *Wandlungsphase Wachstum*
Der *äußere Faktor,* die *Krankheitsursache Hitze*
Die *Farbe Rot*
An der *Körperoberfläche* die *Meridiane Herz und Dünndarm*
Krankheitserscheinungen zeigen sich am *„Öffner"-Guan,* an der *Zunge*
Dazu gehört als *Kommunikationsfunktion* die *Sprache,* als *Äußerung* das *Reden, „Schwatzen", Logorrhoe*
Die Körperschicht *Subcutis,* also jene Schicht, wo die *Gefäß-Nerven-Bündel* liegen
Das *Aroma bitter*
Die *komplexen Funktionen von Denken, Großhirn, Intellekt, Psyche*
Die *vegetativen Funktionen von Herz, Kreislauf — Verteilen von Blut und Nährstoffen*
Das *Herz-Kreislauf-System.*

Manche Zusammenhänge scheinen uns auch heute noch logisch, andere wieder weniger. Vertraut ist auch uns aus dem täglichen Sprachgebrauch der Zusammenhang zwischen Herz, Feuer und Zunge: Man sagt doch, es trage jemand „sein Herz auf der Zunge"; oder es hält jemand eine „flammende Rede"; und wenn jemand frisch verliebt ist, dann ist er für jemanden „entflammt"; sogar die Liebe Christi wird mit einem flammenden Herzen dargestellt.

Jedenfalls betrachtete die TCM niemals eine Krankheit isoliert. Der TCM lag immer eine ganzheitliche Betrachtung aller Lebensvorgänge zugrunde. Und so ist auch der Krankheitsbegriff der TCM ein ganzheitlicher. Die TCM versuchte stets, den Menschen und seine Krankheit als Ganzes und diesen Komplex — Mensch und Krankheit — als Teil des Universums zu betrachten.

Das Herzstück der „Entsprechungen" sind die *fünf Elemente*. Die fünf Elemente beeinflussen einander in einer ganz bestimmten Reihenfolge. Da die fünf Elemente einander in einem unendlichen Kreis beeinflussen, wäre es egal, mit welchem Element man beginnt. Da aber das Jahr mit dem Frühling beginnt und die Wandlungsphase des Entstehens, des Werdens ein schöner Anfang ist, beginnen wir mit dem dazugehörigen Element, dem Holz. Zum Holz gehört die Leber — daher beginnen die meisten Zusammenstellungen damit. Dies nur als Erklärung über die vielleicht manchen Lesern ungewohnte Reihenfolge. Näher erläutert werden die fünf Elemente und ihre Beziehungen in Kapitel 4.

Vorerst nur soviel: Die gleiche Beziehung, die das jeweilige Element zu den anderen Elementen hat, gilt auch für alle anderen im jeweiligen Funktionskreis zusammengefaßten Begriffe. D. h. wenn zwei Elemente einander fördern oder hemmen, dann fördern oder hemmen auch die dazugehörenden Organe einander ebenso. Und bei der Akupunktur kann man durch die Punktion des einen Meridians die Funktion des anderen fördern oder hemmen; man muß dazu allerdings die Regeln, die Beziehungen der Meridiane untereinander und die verschiedenen Reiztechniken (reduzierend oder stärkend) kennen.

Die TCM betrachtet das ganze Weltbild ausgehend von den fünf Elementen. Der Mensch als kleiner Mikrokosmos ist auch nur ein Teil eines Ganzen.

Um die Fülle der Begriffe zu strukturieren, kehren wir zurück zum Modell.

3.1.2 *Der Mensch als Mikrokosmos im Makrokosmos*

Es sei vorausgeschickt, daß nicht alle „Entsprechungen" für alle Krankheiten und Behandlungsmethoden von Bedeutung sind. Beispielsweise ist der Begriff „Aroma" für die Akupunktur unwichtig, spielt aber in der chinesischen Kräutermedizin eine ganz wichtige Rolle: Die Arznei wird für die entsprechende Krankheit u. a. nach dem Aroma ausgesucht, z. B. für Herzkrankheiten bittere Medizin, denn „bitter" ist das zugeordnete Aroma. Vorliebe für einen bestimmten Geschmack spricht für eine Schwäche im entsprechenden Funktionskreis.

Die Himmelsrichtung gibt einen Hinweis auf die Epidemiologie bestimmter Krankheiten: Im Norden gibt es andere Krankheiten als im Süden. In den folgenden Tabellen wird die Bedeutung der einzelnen Entsprechungen jeweils kurz skizziert.

3.1.3 Drei Bereiche — Mikrokosmos, Makrokosmos Kommunikation

Für gewöhnlich werden zwei Bereiche unterschieden, nämlich *Innen-* und *Außenwelt*. Der Autorin erscheint aber eine Unterteilung in drei Bereiche sinnvoll, weil der Bereich der *Kommunikation* der beiden Welten, der sonst der Innenwelt zugerechnet wird, von eminenter diagnostischer und therapeutischer Bedeutung ist: Hier zeigen sich die Störungen und hier wird behandelt.

3.2 Die Entsprechungen und ihre Bedeutung in Diagnostik und Therapie

3.2.1 Mikrokosmos Mensch

3.2.1.1 Zang-Organe

Leber, Herz, Milz/Pankreas, Lunge, Niere heißen „Bewahrer", sind parenchymatöse Organe, und an der Körperoberfläche entsprechen ihnen die „Yin-Meridiane" (Abb. 3).

Wir westlichen Mediziner können uns merken, daß der Zugang zu den Zang-Organen, z.B. für eine PE, nur mittels chirurgischem Eingriff möglich ist; es muß geschnitten werden.

Ein Zang-Organ kann nicht ersatzlos entfernt werden, eine Transplantation muß es ersetzen.

Zu jedem Zang-Organ gehört untrennbar ein Fu-Organ = „Sammler" = Hohlorgan.

3.2.1.2 Fu-Organe

Gallenblase, Dünndarm, Magen, Dickdarm, Blase. Die Fu-Organe heißen „Sammler", sind Hohlorgane, und an der Körperoberfläche entsprechen ihnen die „Yang-Meridiane" (Abb. 3).

Mnemotechnik: Um aus einem Fu-Organ eine PE zu entnehmen, ist der Zugang via Endoskopie ohne chirurgischen Eingriff möglich.

Fu-Organe können weitgehend ersatzlos ohne Gefahr für das Leben des Patienten reseziert werden.

Zu jedem Fu-Organ gehört vice versa untrennbar ein Zang-Organ.

Die fünf Zang-Organe entsprechen den Yin-Meridianen	Die fünf Fu-Organe entsprechen Yang-Meridianen
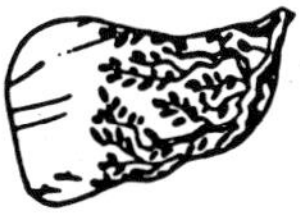 Leber	Gallenblase 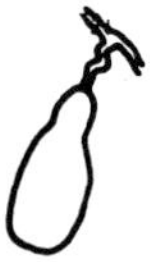
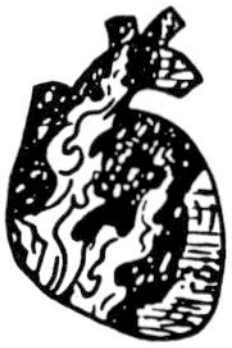 Herz	Dünndarm 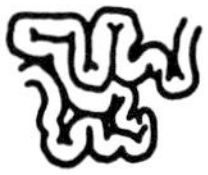
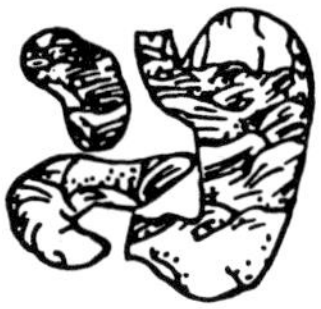 Milz-Pankreas	Magen 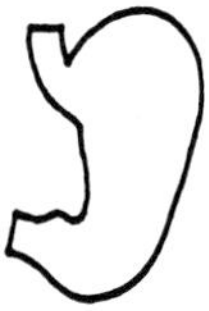
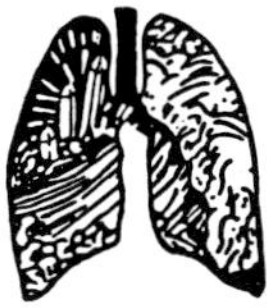 Lunge	Dickdarm 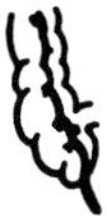
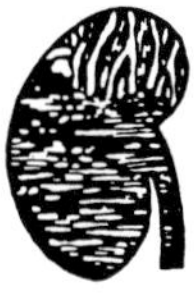 Niere	Blase 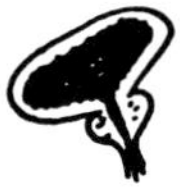

Abb. 3: Die fünf Zang- (parenchymatösen) und die fünf Fu-(Hohl-)Organe.

3.2.1.3 Innere Faktoren, Emotionen

Emotionen werden sowohl als Krankheitsauslöser als auch als Vergleich für verschiedene Krankheitssymptome betrachtet (Abb. 4).

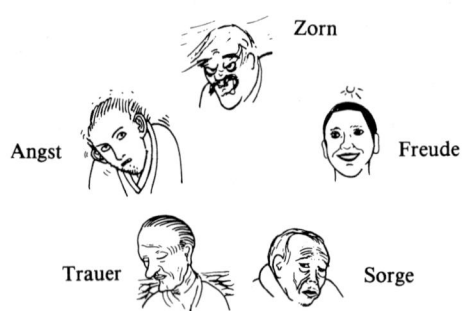

Abb. 4: Die fünf inneren Faktoren.

Leber	Zorn
Herz	Freude
Milz/Pankreas	Sorge, Grübeln
Lunge	Trauer, Melancholie
Niere	Angst, Schreck

Nehmen wir als Beispiel die Emotion „Zorn": Eine Krankheit kann durch Zorn, Wut, Aggression verursacht sein, oder sie kann sich so äußern wie ein Wutanfall, nämlich plötzlich, heftig, unerwartet. *Bischko* spricht von „Modalitäten" und meint damit Auslösefaktoren und Krankheitsumstände, wie hormonelle Komponenten, Emotionen usw. Übrigens zählt *Bischko* die später zu besprechenden „Äußeren Faktoren" ebenfalls unter den „Modalitäten" auf, z. B. die Wetterfühligkeit.

Bedeutung: Auswahl des Meridians, d. h. wird einer der inneren Faktoren als Krankheitsursache oder -charakteristikum angesehen, dann wird über den entsprechenden Meridian oder einen seiner Partner behandelt.

3.2.1.4 Funktion Vegetativum

Je einem Funktionskreis ist eine vegetative Funktion und ein ganzes Organ bzw. Funktionssystem zugeordnet:

Leber/Gallenblase	Stoffwechselchemie, glatter Blut-/Qi-Fluß
Herz/Dünndarm	Stofftransport, Kreislauf, Großhirn
Milz/Pankreas/ Magen	Aufnahme von Nährstoffen und Energie, Blut-/Qi-Bildung, Physikalischer Aspekt der Verdauung
Lunge/Dickdarm	Atmung
Niere/Blase	Ausscheidung, Urogenitaltrakt

3.2.1.5 Inneres System

Leber/Gallenblase	Verdauung — chemischer Aspekt; Blutspeicher
Herz/Dünndarm	Gefäßsystem, Kreislauf
Milz/Pankreas/ Magen	Verdauungssystem, Verdauungstrakt
Lunge/Dickdarm	gesamter Respirationstrakt von Nase über Pharynx, Trachea bis Alveole
Niere/Blase	Urogenitaltrakt

3.2.1.6 Komplexe Funktion

Leber	Bewegung
Herz	Intellekt, Esprit, Moral, ZNS, Bewußtsein
Milz/Pankreas	Essen
Lunge	bedrückt sein
Niere	Animo, Energie

3.2.2 Makrokosmos — Umwelt

3.2.2.1 Äußere Faktoren

Umwelterscheinungen werden — wie Emotionen — als Krankheitsursache betrachtet, werden aber auch als Vergleich zur Beschreibung der Symptome herangezogen. Bei *Bischko* werden sie — wie die inneren Faktoren — als „Modalitäten" abgehandelt.

Bedeutung: Therapie- und Meridianwahl. Z. B. bei Kältesymptomatik Wärmetherapie. Siehe auch „Behandlungsprinzipien".

Leber	Wind — Zugluft
Herz	Wärme, Hitze
Milz/Pankreas	Feuchtigkeit
Lunge	Trockenheit
Niere	Kälte

3.2.2.2 *Zeit*

Kaum eine andere Entsprechung erzeugt so unterschiedliche Resonanz wie der äußere Faktor „Zeit". Einerseits ist uns klar, daß die Zeit in der Befindlichkeit des Menschen eine Rolle spielt: Wir sprechen heute von Biorhythmus.

Andererseits führt die starre Zuteilung der TCM von genauen Zeiten, insbesondere Tageszeiten, zu bestimmten Organen, Meridianen und Phänomenen zu reichlich Kritik: Im gesamten Riesenreich China gilt die gleiche Tageszeit; manche Kritiker meinen, die Organuhr könne einfach nicht in ganz China gleichzeitig stimmen. Und außerdem führt die Beachtung der Tageszeit logisch zur Beachtung des Standes der Gestirne und damit zum astronomischen Aspekt der Akupunktur. Denn was definiert die Tages- und die Jahreszeit? Der Stand der Gestirne. Da Astronomie aber gedanklich oft in die Nähe von Astrologie rückt, ist es verständlich, daß sich dem westlichen Wissenschaftler beim Gedanken an Medizin in Zusammenhang damit das Nackenhaar sträubt.

Es bleibt also als heute noch verwertbares Gedankenmodell die Bedeutung des Faktors „Zeit" im Sinne von Biorhythmus.

3.2.2.3 *Tageszeit*

Jedes Organ hat eine Zeit der maximalen und eine der minimalen Funktion, Anfälligkeit und Behandelbarkeit. Man spricht von der *„Organuhr"*.

Damit es aber nicht gar so einfach ist, sind einige Faktoren zu beachten:
1. Bei der Zuordnung der Stunden wird das Paar KS/3E berücksichtigt, sonst ist KS in der Fünf-Elementen-Lehre ein Zusatzfaktor zum Herzen und 3E gilt als „funktioneller Meridian".
2. Die Reihenfolge der einzelnen Meridiane ist in der Organuhr anders als in der sonstigen Lehre der Entsprechungen; beachten Sie daher die Diskrepanz in der Folge der Jahreszeiten und der Tageszeiten.

Die Organuhr vollzieht die Reihenfolge des Energiekreislaufes nach, d.h. hier ist die Reihenfolge der Organe nicht wie sonst immer geprägt von der Vorstellung der Fünf-Elementen-Lehre, sondern sie entspricht dem Energiekreislauf im Körper.

Was damit gemeint ist, werden Sie, geehrte Leser, erst verstehen, wenn Sie sich den letzten Absatz nach der Lektüre der Kapitel „Fünf-Elementen-Lehre" und „Beziehungen" noch einmal durchlesen.

3. Eine weitere Komplikation: Die Angaben differieren in der europäischen und in der chinesischen Literatur um eine Stunde:

Tab. 5

Meridian-Paar	Tageszeit Bischko	Tageszeit China	Jahreszeit
Gallenblase/ Leber	24— 2 Uhr 2— 4 Uhr	23— 1 Uhr 1— 3 Uhr	Frühling
Lunge/ Dickdarm	4— 6 Uhr 6— 8 Uhr	3— 5 Uhr 5— 7 Uhr	Herbst
Magen/ Milz-Pankreas	8—10 Uhr 10—12 Uhr	7— 9 Uhr 9—11 Uhr	Spätsommer
Herz/ Dünndarm	12—14 Uhr 14—16 Uhr	11—13 Uhr 13—15 Uhr	Frühsommer
Blase/ Niere	16—18 Uhr 18—20 Uhr	15—17 Uhr 17—19 Uhr	Winter
KS/ 3E	20—22 Uhr 22—24 Uhr	19—21 Uhr 21—23 Uhr	

Bedeutung des Faktors „Tageszeit": Wichtig für Diagnostik und Therapie. Der Zeitpunkt des Auftretens von Beschwerden kann einen Hinweis auf das betroffene Organ geben, z. B. läßt Übelkeit um Mitternacht an eine Gallenblasenaffektion denken.

Einige klassische Methoden berücksichtigen den Faktor Tageszeit ganz genau. Eine Methode, die den Faktor Zeit benützt, heißt Na Zhi. (Zhi heißt die erste von zwölf Doppelstunden-Perioden, in die der Tag eingeteilt ist, und Na heißt benützen.) Dabei kann nur zur aktuellen Zeit des jeweiligen Organs (oder Meridians) behandelt werden. Die Behandlung erfolgt streng nach klassischen Überlegungen der TCM im Sinne von Energieausgleich zwischen den Organen; und wenn man sich näher mit der Methode befaßt, dann kommt man darauf, daß hier — und nur bei der Na Zhi-Methode — jene Punkte verwendet werden, die wir als „Tonisierungs- und Sedativ-Punkte" kennengelernt haben. Nur daß die Klassik der Meinung ist, diese Punkte seien nur unter ganz bestimmten Umständen und zu ganz bestimmten Stunden wirksam.

Wie man diese Punkte ausrechnen kann, siehe unter Punkt 4.8 auf Seite 67 ff.

Andere Vorstellungen der TCM haben auch in manchen Kreisen bei uns Eingang gefunden: So vertreten militante „alternative" Gruppen die

Auffassung, daß Gemüse oder Obst, am Abend gegessen, äußerst ungesund ist, weil der Darm in der Nacht angeblich ruht, daher keine Verdauung stattfindet und es dadurch zur Gärung kommt. Davon bekommen die Vegetarier angeblich Leberzirrhose.

Die Autorin kann sich dieser Auffassung nicht anschließen. Wahrscheinlich stammt der Gedankengang aus dem Halbwissen über die Maximalzeiten der verschiedenen Organe in der TCM, siehe Tab. 5. Es stimmt schon: Die Maximalzeit des Verdauungstraktes (M/MP) ist am Vormittag. Aber das heißt noch lange nicht, daß die Verdauung in der Nacht schläft. Den größten Appetit haben viele Menschen um die Mittagszeit.

3.2.2.4 *Jahreszeit*

Jedes Organpaar ist einer bestimmten Jahreszeit zugeordnet, wobei es in China fünf Jahreszeiten gibt: der Frühsommer ist eine eigene Jahreszeit.

Leber	Frühling
Herz	Frühsommer
Milz/Pankreas	Spätsommer
Lunge	Herbst
Niere	Winter

Bedeutung: Verschiedene Krankheiten sind in verschiedenen Saisons aktuell. So treten Affektionen des Respirationstraktes besonders häufig im Herbst auf, Verdauungsstörungen im Sommer. Und wenn man die Verliebtheit als pathologischen Zustand (die Zurechnungsfähigkeit ausschließend) betrachtet, dann findet man auch da einen Zusammenhang: Das Herz gehört zur schönsten Zeit des Jahres, zum goldenen Frühsommer, zur Idealzeit für Verliebte.

3.2.2.5 *Himmelsrichtung*

Auch eine Himmelsrichtung gehört zu jedem Organpaar:

Leber	Osten
Herz	Süden
Milz/Pankreas	Mitte
Lunge	Westen
Niere	Norden

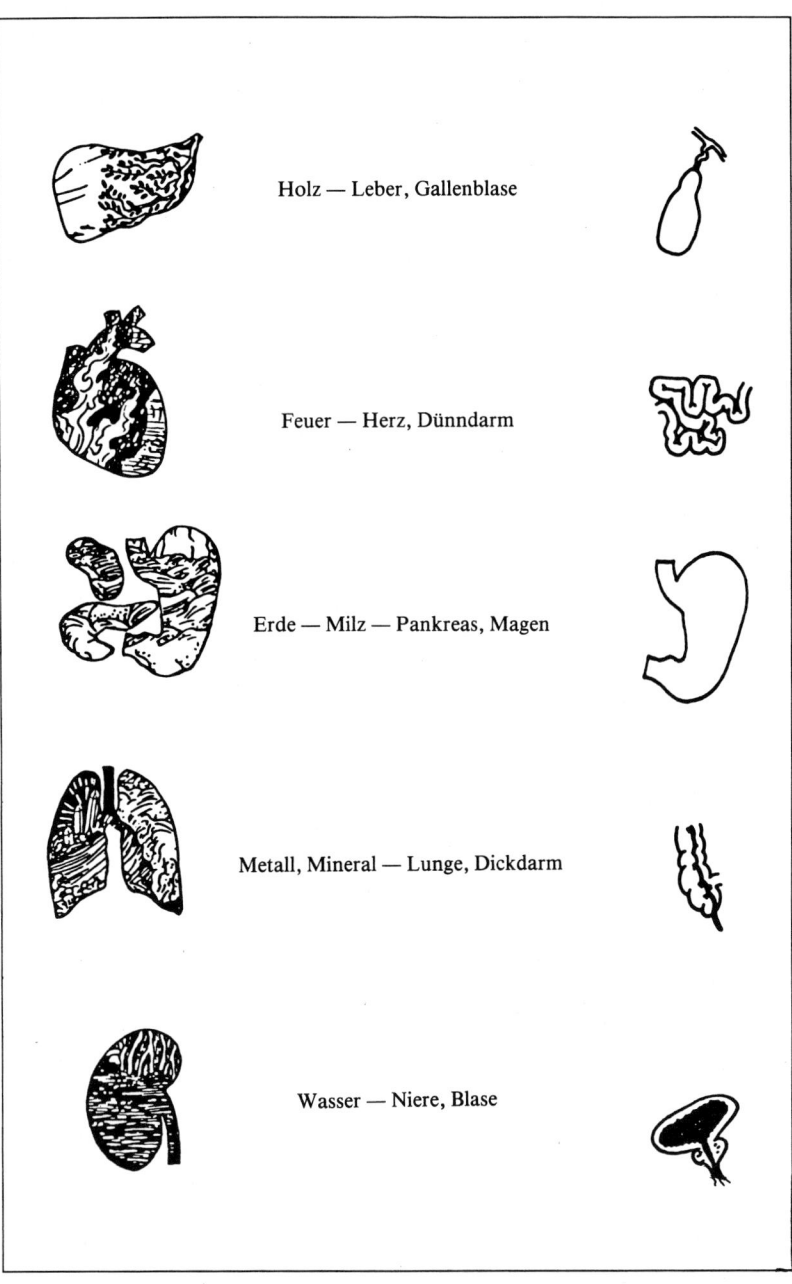

Abb. 5: Die Organ-Meridian-Zuordnungen der fünf Elemente.

Bedeutung: Regional unterschiedliche Krankheitsursachen bzw. endemische Gesichtspunkte. Blasenleiden sind häufiger im kalten Norden; Hitze als Krankheitsursache ist eher im Süden aktuell, aber auch fieberhafte Erkrankungen wie Malaria findet man im Süden.

3.2.2.6 Elemente

Leber	Holz
Herz	Feuer
Milz/Pankreas	Erde
Lunge	Metall
Niere	Wasser

Bedeutung: Herzstück der gesamten Entsprechungen in der TCM. Siehe unten.

3.2.2.7 Farbe

Leber	bläulichgrün
Herz	rot
Milz/Pankreas	gelb
Lunge	weiß
Niere	schwarz

Bedeutung: Eines der Kriterien für die Auswahl und Zubereitung von Arzneien ist die dem erkrankten Organ zugeordnete Farbe.

3.2.2.8 Wandlungsphase

Leber	Entstehen
Herz	Wachsen
Milz/Pankreas	Umwandeln
Lunge	Aufnehmen
Niere	Bewahren, Stagnation

Bedeutung: Bezieht sich u. a. auf das Lebensalter des Patienten und auf das Stadium der Krankheit, Ursprung: die Saat auf dem Feld.

3.2.3 Bereich der Kommunikation von Mikro- und Makrokosmos

3.2.3.1 Haut und Schleimhaut

3.2.3.2 Die Meridiane

sind dem entsprechenden inneren Organ an der Körperoberfläche zugeordnete Zonen, die teils zu Yin, teils zu Yang gehören.
Bedeutung: Grundlage aller Akupunkturprogramme.

Behandelt werden Punkte auf den „betroffenen" Meridianen oder auf einem ihrer Partner.

„Betroffen" ist ein Meridian, wenn Schmerzen oder Beschwerden in seinem Verlauf auftreten oder wenn das zugehörige innere Organ krank ist.

Aber auch Art und Ursache der Krankheit spielen eine Rolle bei der Auswahl des zu behandelnden Meridians. Näher beschrieben werden die Auswahlkriterien in Kapitel 6.

Die Meridiane kann man nach verschiedenen Gesichtspunkten einteilen; eine der wichtigsten Unterscheidungen ist die nach *Yin* und *Yang*. Die Aufteilung nach Yin und Yang ist, wie bereits erwähnt, ganz einfach zu merken:

parenchymatöse Organe, also die *Zang-Organe,* und die
dazugehörenden *Meridiane*   *gehören*   zu Yin
Hohlorgane, also die *FU-Organe,* und die
dazugehörenden *Meridiane*   *gehören*   zu Yang

Je ein Yin- und ein Yang-Meridian bilden ein Paar. Man spricht von *gekoppelten Meridianen nach der Yin-Yang/Innen-Außen-Regel.* Sie gehören untrennbar zusammen wie siamesische Zwillinge (siehe Tab. 6).

Tab. 6: Organ- und Meridian-Zuordnung nach Yin und Yang.

Parenchymatöses Organ „Zang" Yin-Meridian	Hohlorgan „Fu" Yang-Meridian
Herz	Dünndarm
Niere	Blase
KS	3E
Leber	Gallenblase
Lunge	Dickdarm
Milz/Pankreas	Magen

Auf die Topographie der Meridiane und ihrer Punkte im einzelnen geht dieses Buch nicht näher ein; zum besseren Verständnis der Topographie nur folgendes:

Alle Yin-Meridiane laufen an der Innenseite der Extremitäten, alle Yang-Meridiane an der Außenseite. Damit haben wir eine angenehme mnemotechnische Hilfe:

Y*in* — *i*nnen   Y*a*ng — *a*ußen

Betrachten wir die Extremitäten im Querschnitt, sehen wir, daß der zusammengehörige Yin- und der Yang-Meridian einander sozusagen gegenüberliegen, sie bilden je einen Längsstreifen entlang der Extremität:

Auf dem Arm Herz und Dünndarm hinten, KS und 3E in der Mitte und Lu/Di vorne (Abb. 6).

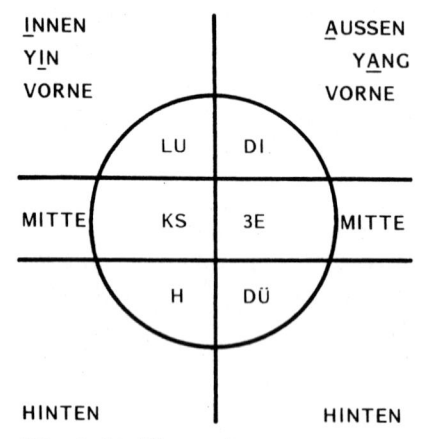

```
INNEN                    AUSSEN
YIN                      YANG
VORNE                    VORNE
         LU  | DI
MITTE    KS  | 3E   MITTE
         H   | DÜ
HINTEN                   HINTEN
```

Abb. 6: Meridianverteilung am Armquerschnitt.

Auf dem Bein N/B hinten, Le/G in der Mitte und MP/M vorne (Abb. 7).

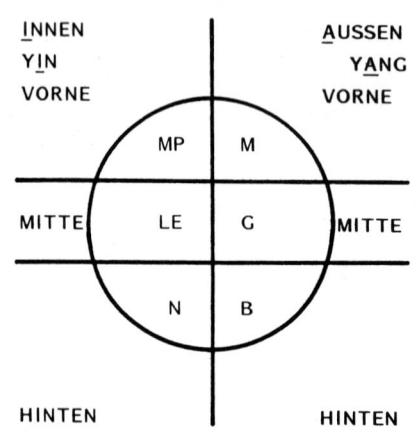

```
INNEN                    AUSSEN
YIN                      YANG
VORNE                    VORNE
         MP  | M
MITTE    LE  | G    MITTE
         N   | B
HINTEN                   HINTEN
```

Abb. 7: Meridianverteilung am Beinquerschnitt.

3.2.3.3 *Guan-Öffner*

Zu jedem *Zang-Organ* (parenchymatösen Organ) gehört ein menschliches Kommunikationsorgan, also Sprech- und/oder Sinneswerkzeug. Im entsprechenden „Guan"-Öffner zeigen sich auch Krankheitszeichen des Organes. An den Öffnern findet die natürliche bilaterale Kommunikation zwischen Mensch und Umwelt statt (Abb. 8).

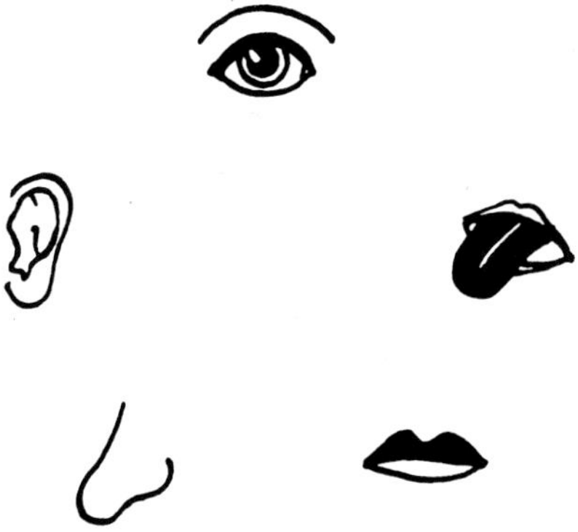

Abb. 8: Die fünf Öffner.

Leber	Auge
Herz	Zunge
Milz/Pankreas	Mund, Lippen
Lunge	Nase
Niere	Ohr

Bedeutung: Diagnostik.

3.2.3.4 *Ti-Schicht*

Es handelt sich dabei um Körperschichten verschiedener Tiefe. Eine natürliche Kommunikation findet nur an der Körperoberfläche, der Haut (zugeordnet Lunge/Dickdarm) statt. Die anderen Körperschichten können nur künstlich erreicht werden, z. B. durch die Akupunktur.

Leber	Sehnen, Nerven, Muskel als bewegendes Element, Nägel
Herz	Subkutis/Gefäß-Nerven-Bündel
Milz/Pankreas	Muskel als Masse (Körperform)
Lunge	Haut/Körperhaar
Niere	Knochen, Kopfhaar

Bedeutung:

a) Prognose: Nach der TCM-Vorstellung dringt jede Krankheit von außen nach innen ein. Je tiefer eine Krankheit eingedrungen ist, desto schwerer ist sie und desto schwerer ist sie behandelbar.
b) Stichtiefe: Eine der vielen Möglichkeiten nach Vorstellung der TCM, die inneren Organe zu erreichen, ist die Variation der Stichtiefe. Beispiel: Ein Einfluß auf die Kreislauf- und die Herzfunktion läßt sich durch Einstechen der Nadel in die zugehörende subkutane Schicht mit ihren Gefäß-Nerven-Bündeln erzielen. Der Punkt Lu 9 beispielsweise gilt als Meisterpunkt der Gefäßkrankheiten und der Arrhythmien. Das ist wahrscheinlich auf reflektorische Vorgänge bei der Nadelung dieses Punktes zurückzuführen: Lu 9 liegt in Höhe der Handgelenksfurche über der Arteria radialis; daher kommt es bei der Nadelung zu einem Reiz auf das perivaskuläre Gewebe, und man kann sich eine daraus resultierende Wirkung auf das gesamte Gefäß- und damit Kreislauf- und Herzsystem vorstellen.

Wie *tief* man stechen muß oder darf, hängt in jedem Einzelfall vom Patienten, seinem Allgemeinzustand und von seiner Krankheit ab. Und selbstverständlich muß die Anatomie berücksichtigt werden. Die Gegner der Akupunktur weisen gern auf deren Gefahren hin: auf die leider tatsächlich (Gott sei Dank selten!) vorgekommenen iatrogenen Pneumothoraces.

In Wien propagiert *Bischko* den oberflächlichen Stich, und er hat damit gute Erfolge. Das liegt wahrscheinlich daran, daß die meisten Patienten ältere Menschen in reduziertem Allgemeinzustand mit chronischen Leiden sind, bei denen ein zu starker Reiz nicht indiziert wäre.

Tief stechen sollte man jedenfalls erst nach gründlicher Akupunkturausbildung und mit erstklassigen anatomischen Kenntnissen.

3.2.3.5 *Aroma*

Leber	sauer	Milz/Pankreas	süß
Herz	bitter	Niere	salzig
Lunge	herb		

Bedeutung: Auswahl und Zubereitung der Arzneien. Die Arznei wird u. a. für die entsprechende Krankheit nach dem dazugehörenden Aroma ausgesucht, z. B. für Herzkrankheiten bittere Medizin. Vorliebe für einen bestimmten Geschmack weist auf eine Schwäche im Funktionskreis hin.

3.3 Zusammenfassende Tabellen der Funktionskreise bzw. der Entsprechungen

Die Entsprechungen werden in drei Gruppen eingeteilt:

3.3.1 Mikrokosmos Mensch, Innenleben

Tab. 7

Parenchym. Organe Zang	Funktion der „Zang" = Bewahrer = parenchymatösen Organe	Hohlorgane Fu	Funktion der „Fu" = Sammler = Hohlorgane	Innere Fakt.
Leber	Stoffwechsel-Nahrungsaufschließung	Gallenblase	Sammeln des Lebersekretes Galle	Zorn
Herz	Gefäßsystem, Stofftransport, Kreislauf	Dünndarm	Sammeln der aufbereiteten Nahrung zum Weitertransport mittels Blut, Kreislauf, also Herz	Freude
Milz/Pankreas	Aufnahme von Nährstoffen und Energie, Aufbereitung der Nahrung durch Pankreassäfte	Magen	sammelt die Nahrung zur weiteren Aufbereitung für Verdauung durch Säfte des Pankreas	Sorge, Grübeln
Lunge	Atmung, gesamter Respirationstrakt Trennung von „guter und schlechter Luft"	Dickdarm	trennt Verwertbares von Nichtverwertbarem	Trauer, Melancholie
Niere	Ausscheidung, Urogenitaltrakt	Blase	sammelt den Harn der Niere	Angst, Schreck

3.3.2 Makrokosmos, Umwelt und Zeit

Tab. 8

Meridianpaar	Jahreszeit	Himmelsrichtung	Element	Wandlungsphase	Äußere Faktoren	Farbe
Leber/Gallenblase	Frühling	Osten	Holz	Entstehen	Wind/Zugluft	blaugrün
Herz/Dünndarm	Frühsommer	Süden	Feuer	Wachsen	Wärme	rot
Milz—Pankreas/Magen	Spätsommer	Mitte	Erde	Umwandlung	Feuchtigkeit	gelb
Lunge/Dickdarm	Herbst	Westen	Metall	Aufnehmen	Trockenheit	weiß
Niere/Blase	Winter	Norden	Wasser	Bewahren, Stagnation	Kälte	schwarz

Tab. 9: Die Organuhr mit den um eine Stunde differierenden Zeiten nach *Bischko* und nach chinesischer Literatur. Beachtenswert ist die differente Reihenfolge von Jahreszeiten und Tageszeiten.

Meridianpaar	Tageszeit Bischko	Tageszeit China	Jahreszeit
Gallenblase/ Leber	24— 2 Uhr 2— 4 Uhr	23— 1 Uhr 1— 3 Uhr	Frühling
Lunge/ Dickdarm	4— 6 Uhr 6— 8 Uhr	3— 5 Uhr 5— 7 Uhr	Herbst
Magen/ Milz-Pankreas	8—10 Uhr 10—12 Uhr	7— 9 Uhr 9—11 Uhr	Spätsommer
Herz/ Dünndarm	12—14 Uhr 14—16 Uhr	11—13 Uhr 13—15 Uhr	Frühsommer
Blase/ Niere	16—18 Uhr 18—20 Uhr	15—17 Uhr 17—19 Uhr	Winter
KS/ 3E	20—22 Uhr 22—24 Uhr	19—21 Uhr 21—23 Uhr	

3.3.3 Kommunikation von Mikro- und Makrokosmos

Tab. 10

Meridianpaar	Öffner Guan	Schicht Ti	Aroma
Leber/ Gallenblase	Auge	Sehnen, Nerven Muskel als bewegendes Element	sauer
Herz/ Dünndarm	Zunge	Subkutis/ Gefäß-Nerven-Bündel	bitter
Milz— Pankreas/Magen	Mund	Muskel als Masse, Bindegewebe	süß
Lunge/ Dickdarm	Nase	Haut/ Körperhaar	herb
Niere/ Blase	Ohr	Knochen, Sehnen, Kopfhaar	salzig

3.4 Tabellen der einzelnen Funktionskreise

3.4.1 *Leber—Gallenblase*

Tab. 11:

Innen — Innenleben — Mikrokosmos	
Parenchymatöses Organ:	Leber
Hohlorgan:	Gallenblase
Emotion:	Zorn

Außen — Umwelt — Makrokosmos

Jahreszeit:	Frühling
Himmelsrichtung:	Osten
Element:	Holz
Wandlungsphase:	Entstehen
Äußerer Faktor:	Wind
Farbe:	Grünblau

Kommunikation Innen — Außen

Körperoberfläche:	Meridiane Leber und Gallenblase
„Öffner"-Guan:	Auge
Sinnesorgan, Kommunikation:	Sehen
Äußerung:	Schreien
Schicht:	Sehnen, Muskel als bewegendes Element, Nerven, Nägel
Aroma:	sauer

Funktionen

Komplexe Funktion:	Bewegung
Vegetativum:	Stoffwechsel, Blutspeicher
System:	Stoffwechsel — chemischer Aspekt der Verdauung; Blutspeicher, glatter Fluß von Blut und Qi

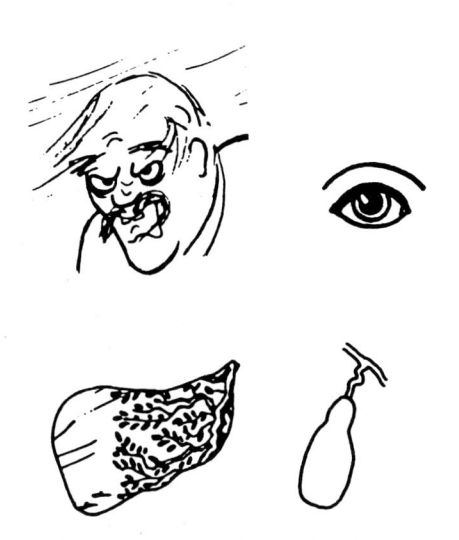

Abb. 9: Die Leber und einige ihrer Entsprechungen.

3.4.2 Herz—Dünndarm

Tab. 12

Innen — Innenleben — Mikrokosmos	
Parenchymatöses Organ:	Herz
Hohlorgan:	Dünndarm
Emotion:	Freude, Manie
Außen — Umwelt — Makrokosmos	
Jahreszeit:	Frühsommer
Himmelsrichtung:	Süden
Element:	Feuer
Wandlungsphase:	Wachstum
Äußerer Faktor:	Hitze
Farbe:	Rot
Kommunikation Innen — Außen	
Körperoberfläche:	Meridiane Herz und Dünndarm
„Öffner"-Guan:	Zunge
Sinnesorgan, Kommunikation:	Sprache
Äußerung:	Reden, „Schwatzen", Logorrhoe
Schicht:	Subkutis, Gefäß-Nerven-Bündel
Aroma:	bitter
Funktionen	
Komplexe Funktion:	Denken, Großhirn, Intellekt, Psyche, Gemüt
Vegetativum:	Herz, Kreislauf — Verteilen von Blut und Nährstoffen
System:	Herz, Kreislauf

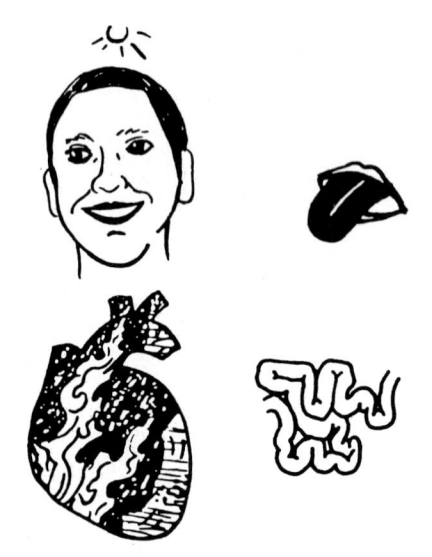

Abb. 10: Das Herz und einige seiner Entsprechungen.

Tab. 13 ## 3.4.3 Milz/Pankreas-Magen

Innen — Innenleben — Mikrokosmos

Parenchymatöses Organ:	Milz, Pankreas
Hohlorgan:	Magen
Emotion:	Sorge, Grübeln

Außen — Umwelt — Makrokosmos

Jahreszeit:	Spätsommer
Himmelsrichtung:	Mitte
Element:	Erde
Wandlungsphase:	Umwandlung
Äußerer Faktor:	Feuchtigkeit
Farbe:	Gelb

Kommunikation Innen — Außen

Körperoberfläche:	Meridiane Milz/Pankreas und Magen
„Öffner"-Guan:	Mund, Lippen
Sinnesorgan, Kommunikation:	Geschmackssinn
Äußerung:	Singen (Rülpsen)
Schicht:	Bindegewebe, Muskulatur im Sinne von Körperform
Aroma:	süß

Funktionen

Komplexe Funktion:	Essen
Vegetativum:	Verdauung, Verwertung: Aufschließung und Resorption der Nahrung aus Magen und Darm
System:	Verdauungstrakt: physikalischer Aspekt der Verdauung

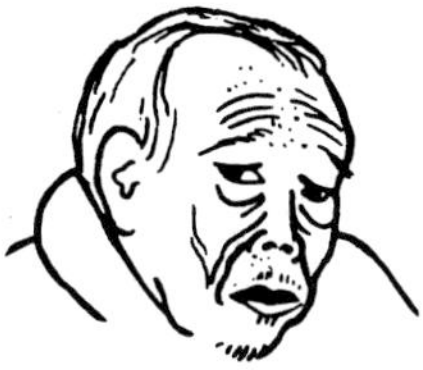

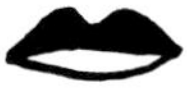

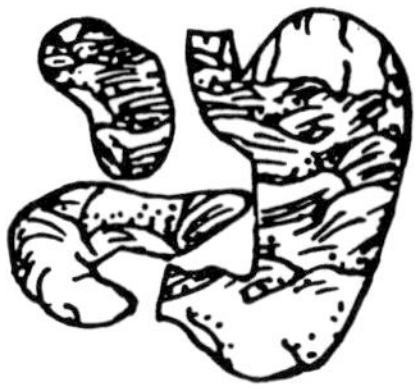

Abb. 11: Milz-Pankreas und einige ihrer Entsprechungen.

3.4.4 Lunge—Dickdarm

Tab. 14

Innen — Innenleben — Mikrokosmos	
Parenchymatöses Organ:	Lunge
Hohlorgan:	Dickdarm
Emotion:	Trauer, Melancholie
Außen — Umwelt — Makrokosmos	
Jahreszeit:	Herbst
Himmelsrichtung:	Westen
Element:	Metall
Wandlungsphase:	Aufnehmen, Verfall, Ernte
Äußerer Faktor:	Trockenheit
Farbe:	Weiß
Kommunikation Innen — Außen	
Körperoberfläche:	Meridiane Lunge und Dickdarm
„Öffner"-Guan:	Nase, Respirationstrakt!
Sinnesorgan, Kommunikation:	Schluchzen, Weinen, Seufzen
Schicht:	Haut und Anhangsgebilde, Körperhaar
Aroma:	scharf, herb
Funktionen	
Komplexe Funktion:	Trauer (Seufzen, Buckel, Haltung)
Vegetativum:	Atmung, Gasaustausch, Trennung von Verwertbarem und Nichtverwertbarem
System:	Gesamter Respirationstrakt, von Nase über Pharynx, Trachea bis Alveole

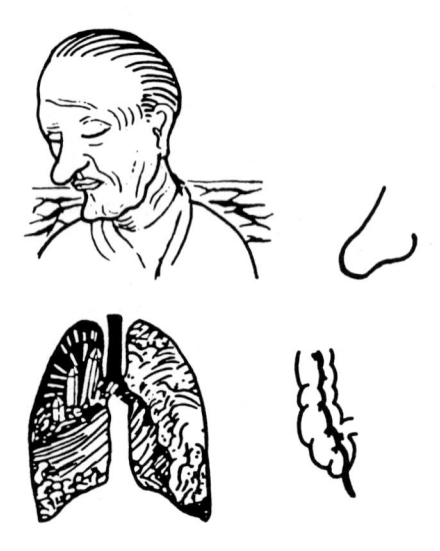

Abb. 12: Die Lunge und einige ihrer Entsprechungen.

Tab. 15

3.4.5 Niere—Blase

Innen — Innenleben — Mikrokosmos	
Parenchymatöses Organ:	Niere
Hohlorgan:	Blase
Emotion	Angst, Schreck

Außen — Umwelt — Makrokosmos	
Jahreszeit:	Winter
Himmelsrichtung:	Norden
Element:	Wasser
Wandlungsphase:	Bewahren, Stagnation
Äußerer Faktor:	Kälte
Farbe:	Schwarz

Kommunikation Innen — Außen	
„Öffner"-Guan:	Ohr
Sinnesorgan, Kommunikation:	Gehör
Äußerung:	Stöhnen
Schicht:	Knochen, Zähne, Kopfhaar
Aroma:	salzig

Funktionen	
Komplexe Funktion:	Aktivität
Vegetativum:	Ausscheidung
System:	Urogenitale

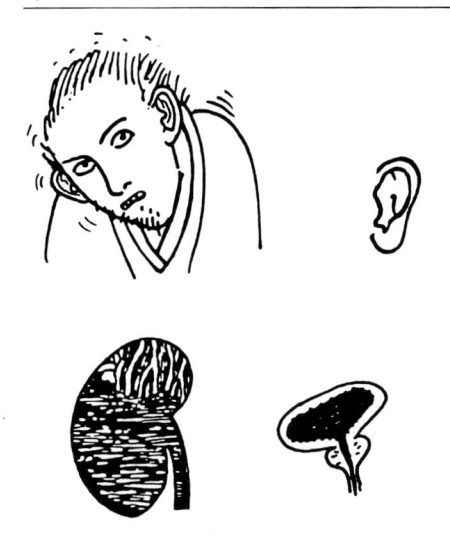

Abb. 13: Die Niere und einige ihrer Entsprechungen.

47

3.4.6 KS–3 E (s. a. Abb. 10)

Tab. 16

Innen — Innenleben — Mikrokosmos	
Parenchymatöses Organ:	Perikard
„Hohlorgan":	Dreifacher Erwärmer:
	eigentlich 3 Funktionen:
	Digestion
	Respiration
	Urogenitale
Emotion:	Freude, Hektik, Manie

Außen — Umwelt — Makrokosmos	
Jahreszeit:	Sommer
Himmelsrichtung:	Süden
Element:	Feuer
Wandlungsphase:	Wachsen
Äußerer Faktor:	Hitze
Farbe:	Rot

Kommunikation Innen — Außen	
Körperoberfläche:	Meridiane KS und 3E
„Öffner"-Guan:	Zunge
Sinnesorgan, Kommunikation:	Sprache
Äußerung:	Reden, Schwatzen, Logorrhoe
Schicht:	Subkutis, Gefäß-Nerven-Bündel
Aroma:	Bitter

Funktionen	
Komplexe Funktion:	Intellekt und Seele
Vegetativum:	Kreislauf
System:	Herz—Perikard, Kreislauf

Funktionelle Meridiane

In allen bisherigen Aufstellungen fehlen die Meridiane KS und 3E = Kreislauf/Sexualität und dreifacher Erwärmer.

Der Meridian des dreifachen Erwärmers ist ein „funktioneller Meridian", der die Funktionen von Atmung, Verdauung und Urogenitale repräsentiert, nach manchen Theorien auch den Ductus thoracicus.

Der Kreislauf/Sexualität-Meridian heißt auch Meridian des Perikards, ein Name, der zutreffender ist: Seine Hauptfunktion ist der Schutz des wichtigsten, des Königsorganes, des Herzens. Während der dreifache Erwärmer drei Funktionen repräsentiert, ist die Indikation des KS-Meridians hauptsächlich das Herz als Organ und damit der Kreislauf.

4. Die Fünf-Elementen-Lehre

4.1 Begriffserklärung

Die Fünf-Elementen-Lehre ist das Herzstück der Lehre von den Entsprechungen. Sie stammt aus der Zeit der Yin- und der Zhou-Dynastie (16. bis 2. Jh. v. Chr.) und ist ein Versuch, aus Dingen und Phänomenen des praktischen Lebens ein theoretisches Weltbild zu formen. Fünf lebenswichtige Dinge werden gleichsam als Synonyme für alle Erscheinungen in und um uns verwendet. Diese fünf Dinge werden in verschiedene Beziehungen zueinander gesetzt und mit ihnen alle Dinge, die ihnen in der Lehre der Entsprechungen zugeordnet sind. Wie immer in der TCM spielt auch hier die Interaktion, das Kräftegleichgewicht zwischen verschiedenen Faktoren die entscheidende Rolle.

Aus der praktischen Erfahrung heraus betrachtete man folgende fünf Dinge als unentbehrlich für das tägliche Leben (s. a. Abb. 14):
Holz
Feuer
Erde
Metall
Wasser.

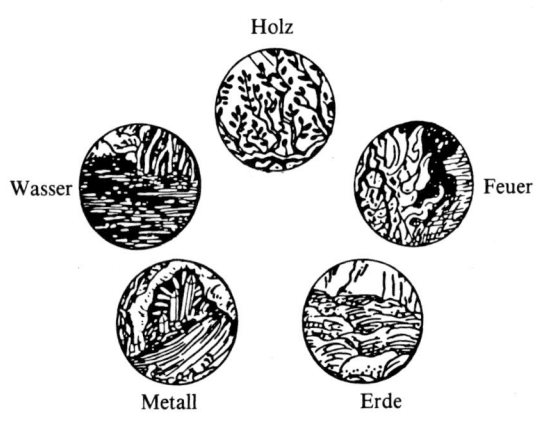

Abb. 14: Die fünf Elemente.

Jedes dieser fünf Dinge hat ganz charakteristische, „elementare" Eigenschaften — daher kommt die (falsche) Bezeichnung als fünf „Elemente".

Die fünf chinesischen haben nämlich nichts mit den vier griechischen Elementen zu tun. Auf chinesisch spricht man von den Wu Xing. Wu heißt fünf; Xing heißt wörtlich „Durchgang" und beschreibt einen passageren Vorgang, für den charakteristisch ist, daß er von einem anderen abgelöst wird. Nach *Porkert* sollte der Begriff „Elemente" durch „Wandlungsphasen" ersetzt werden, denn die fünf Elemente stehen als Synonym für Abläufe, die einander ablösen und unterschiedlich beeinflussen.

Tatsächlich ist jedem „Element" in der Lehre der Entsprechungen nebst vielen anderen Dingen auch eine „Wandlungsphase" zugeordnet.

4.2 Die fünf Elemente und die zugeordneten Wandlungsphasen

Jedes „Element" trägt typische Merkmale der zugehörigen „Wandlungsphase" in sich (Abb. 15).

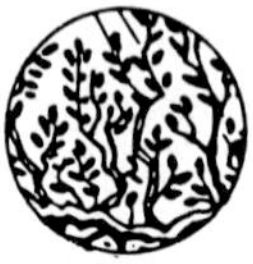

Holz-Wandlungsphase „entstehen" oder besser „Vorbereitung auf Aktivität". Holz schaut aus wie tote Materie, trägt aber die Fähigkeit in sich, Blätter und Blüten zu treiben und mit frischen Ästen nach oben zu sprießen. Diese Wandlungsphase entspricht dem Frühling, wenn die Säfte im Holz steigen.

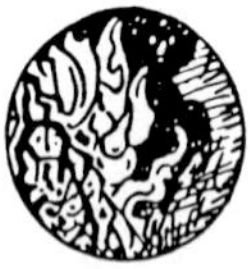

Feuer-Wandlungsphase „Wachstum". Feuer ist Aktivität, ist heiß, aus dem Holz wachsen die lodernden Flammen zum Himmel. Die Phase entspricht dem späten Frühling und dem Frühsommer, wenn alles üppig grünt und wächst.

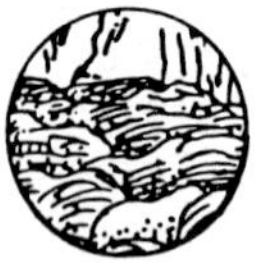

Erde-Wandlungsphase „Umwandlung" symbolisiert den Übergang zwischen zwei Phasen. Als typisch für die Erde wurde angesehen, daß alle Dinge aus ihr geboren werden. Nach dem Ende jeder Phase besteht prinzipiell die Möglichkeit der Entwicklung in zwei Richtungen: zu neuer oder weiterer Aktivität oder zu vorübergehender Inaktivität. Die Phase entspricht dem Spätsommer, wenn die reifen Früchte und Samen in die Erde gelangen. Ein Samenkorn kann sofort oder erst im nächsten Frühjahr keimen und bis dahin ruhen oder unfruchtbar sein, in chemische Moleküle zerlegt und erst als Dünger wieder Teil des aktiven Lebens werden.

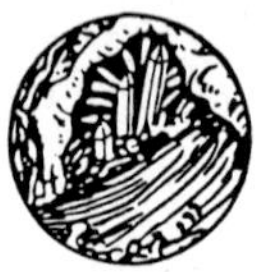

Metall-Wandlungsphase „Aufnehmen" oder besser „Vorbereitung auf materielle Ruhephase". Typisch für das Metall ist, daß es nach unten sinkt und daß es rein ist. Die Wandlungsphase „Metall" entspricht dem Herbst, wenn die Blätter vertrocknen, fallen, von der Erde aufgenommen und in Dünger umgewandelt werden.

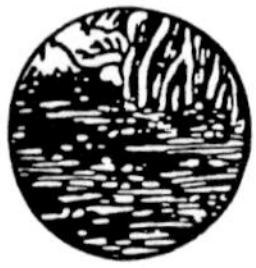

Wasser-Wandlungsphase „Bewahren, Stagnation". Typisch für das Wasser ist, daß es kalt ist und daß es immer nach unten fließt. Die Wandlungsphase „Wasser" symbolisiert den ruhenden, statischen Zustand nach Abschluß eines aktiven Vorganges. Sie entspricht dem Winter, wo das Samenkorn, das ganze Erbgut bewahrend, in der Erde ruht.

Abb. 15: Die fünf Elemente und die zugeordneten Wandlungsphasen.

4.3 Die fünf Elemente und das Yin-Yang-Prinzip

Wie in der gesamten TCM spielt das *Yin-Yang-Prinzip* auch in der Fünf-Elementen-Lehre eine große Rolle: Es gibt grundsätzlich zwei Sorten von Phasen (Abb. 16):

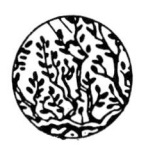

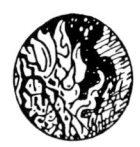

Dem *Yang* zugeordnet sind zwei Phasen der Aktivität, wobei diese Aktivität eine Tendenz nach oben hat (im *Holz* steigen die Säfte, die Zweige wachsen nach oben; das *Feuer* wächst aus dem Holz lodernd himmelwärts).

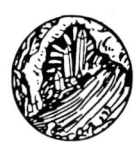

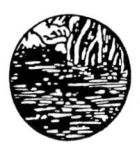

Dem *Yin* zugeordnet sind zwei statisch-materielle Phasen, wobei eine deutliche Tendenz nach unten vorhanden ist; charakteristisch für die Yin-Zuordnung ist, daß es sich nicht um ein aktives Absteigen, sondern um passives Sinken des schweren *Metalls* oder das Abwärtsfließen des *Wassers* handelt.

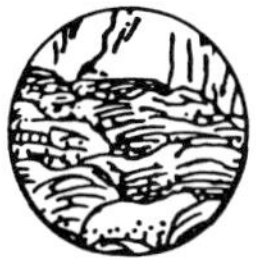

Dazwischen liegt die Phase der *Erde,* aus der heraus die Entwicklung in beide Richtungen möglich ist: Übergang zu Yin, wenn es zur Auflösung in der Erde kommt, oder Übergang zu Yang, wenn durch neues Keimen neues Leben entsteht.

Abb. 16: Die fünf Elemente und das Yin-Yang-Prinzip.

4.4 Die Entsprechungen und die fünf Elemente

Die Fünf-Elementen-Lehre oder vielleicht besser die Fünf-Phasen-Lehre systematisiert die Beziehungen zwischen den fünf Elementen und allem, was dazu gehört, also ihren Entsprechungen. Es gibt verschiedene Arten der Beziehungen zwischen den fünf Elementen: Je nachdem, in welcher Reihenfolge man sie betrachtet, bringen sie einander hervor, fördern oder hemmen einander oder leisten einander Widerstand. Alle diese Beziehungen können auch zwischen allen „Entsprechungen", die zu den einzelnen Elementen gehören, ablaufen: d. h. es gilt die gleiche Art der Beziehung wie zwischen den fünf Elementen auch zwischen den ihnen zugeordneten Umwelterscheinungen, Emotionen, parenchymatösen Organen, Hohlorganen, an der Körperoberfläche zwischen den Meridianen usw. (siehe „Entsprechungen").

Nicht alle Beziehungen, die man konstruieren kann, sind sinnvoll; deshalb war die Fünf-Elementen-Lehre in ihrer Gesamtheit von Anfang an umstritten. Trotzdem, einige Beziehungen sind als theoretische Bestätigung praktischer Erfahrungen recht interessant.

Zumindest was die inneren Organe betrifft, zeigt die TCM-Philosophie erstaunlichen Weitblick: Die TCM beschreibt bereits den Viszero-Viszeral-Reflex, und das ohne Kenntnis der wahren physiologischen Zusammenhänge: Wenn ein inneres Organ betroffen ist, dann hat das eine Auswirkung auf alle anderen. Konkret: Keine Herzkrankheit ohne Wirkung auf Verdauungssystem (Appetit), Lunge (Stauung), Niere (Ödeme), Leber (Stauung).

Tab. 17: Die fünf Elemente, die zugehörigen Organe und Meridiane.

Element	Yin-Meridian Yin-Organ	Yang-Meridian Yang-Organ
Holz	Leber	Gallenblase
Feuer	Herz	Dünndarm
Erde	Milz/Pankreas	Magen
Metall	Lunge	Dickdarm
Wasser	Niere	Blase

4.5 Einige wichtige Beziehungen zwischen den fünf Elementen

Man kann viele Beziehungen zwischen den fünf Elementen konstruieren, je nachdem in welcher Reihenfolge man sie betrachtet. Die ursprünglichste Beziehung scheint jedoch der Kreislauf der „Hervorbringung" und damit gleichzeitig der Entstehung zu sein: Jedes der fünf Elemente bringt ein anderes Element hervor, jedes der fünf Elemente entsteht aus einem anderen Element. Das zeigt Abb. 17.

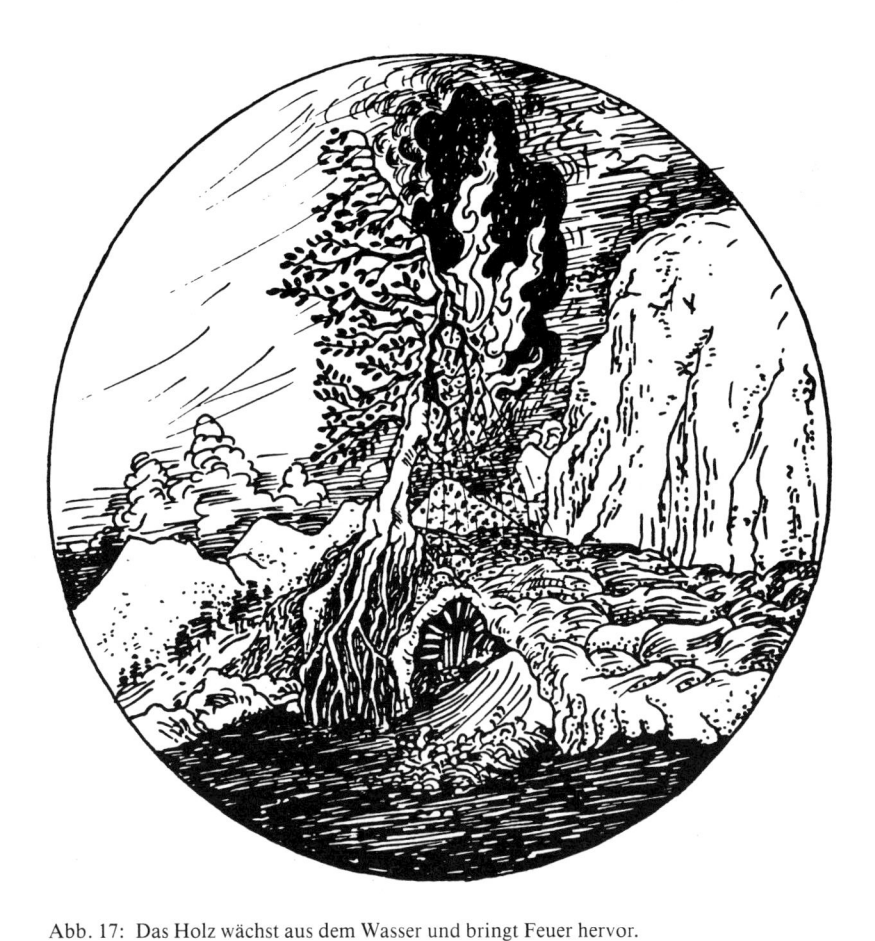

Abb. 17: Das Holz wächst aus dem Wasser und bringt Feuer hervor.
Das Feuer entsteht aus dem Holz und bringt Erde (Asche) hervor.
Die Erde entsteht aus dem Feuer und bringt Metall (Mineralien, Salze) hervor.
Das Metall entsteht in der Erde und bringt Wasser hervor.
Das Wasser entsteht aus dem Metall (dem mineralreichen Erdreich) und bringt Holz hervor.

Das *Holz* wächst aus dem *Wasser* und bringt *Feuer* hervor.
Das *Feuer* entsteht aus dem *Holz* und bringt *Erde* (Asche) hervor.
Die *Erde* entsteht aus dem *Feuer* und bringt *Metall* (Mineralien, Salze) hervor.
Das *Metall* entsteht in der *Erde* und bringt *Wasser* hervor.
Das *Wasser* entsteht aus dem *Metall* (dem mineralreichen Erdreich) und bringt *Holz* hervor.

4.5.1 Physiologische und pathologische Beziehungen zwischen den fünf Elementen

Für die TCM sind einige der konstruierbaren Beziehungen zwischen den fünf Elementen von Bedeutung; es handelt sich dabei teils um physiologische, teils um pathologische Beziehungen:

Physiologische Beziehungen beschreiben die Zyklen der *Förderung* (interpromoting) und der *Hemmung* (interacting); *pathologische Beziehungen* beschreiben die Zyklen der Überwältigung (overacting) und des *Widerstandes* (counteracting).

Physiologisch oder pathologisch können die wechselseitigen Beziehungen zwischen *Mutter* und *Sohn* sein: Physiologisch ist die Förderung des Sohnes durch die Mutter und die Schwächung der Mutter durch den Sohn. Entgleist die Beziehung ins Pathologische, dann greift die Mutter den Sohn oder der Sohn die Mutter an (affection).

Tab. 18

Die Beziehungen der fünf Elemente untereinander	
Physiologische Beziehungen: Erhaltung des Gleichgewichtes zwischen den Elementen	1. Zyklus des Hervorbringens, der Förderung „Promotion"
	2. Zyklus der Hemmung, Kontrolle, Bändigung, „Im-Zaum-Halten" „Interaction"
Pathologische Beziehungen: durch gestörtes Gleichgewicht, durch Exzeß oder Mangel eines oder mehrerer Elemente	3. Zyklus der Überwältigung durch zu starke Hemmung „Overaction"
	4. Zyklus des Widerstandes Das Element leistet gegen das hemmende oder überwältigende Element Widerstand.
Physiologische oder pathologische Beziehungen	5. Wechselbeziehung Mutter-Sohn: a) Förderung Mutter-Sohn b) Schwächung Sohn-Mutter c) Angriff Mutter-Sohn, Angriff Sohn-Mutter

4.5.1.1 Zyklus der Hervorbringung bzw. Förderung

Physiologische Beziehungen bestehen zwischen den inneren Organen des gesunden Menschen. Die „fünf Elemente" und mit ihnen die inneren Organe und die Emotionen sind im Gleichgewicht: Keines ist zu stark, keines ist zu schwach, keines kann daher „überwältigt" werden.

Mit *„Zyklus der Hervorbringung"* (interpromoting) ist gemeint, daß in einer bestimmten Reihenfolge ein Element das andere *gebiert, hervorbringt, fördert* (interpromoting); bzw. daß ein Element aus dem anderen *entsteht* (Abb. 18). Auch hier wird wieder die typisch chinesische Betrachtungsweise deutlich: Niemals wird ein Vorgang isoliert betrachtet, die Wechselwirkung ist das Wesentliche. Nichts „entsteht" nur einfach, nein, *alles entsteht aus etwas, und alles, was entsteht, verbraucht etwas.*

Tab. 19

Zyklus des Hervorbringens, Förderns	Zyklus des Entstehens
Holz gebiert *Feuer* *Feuer* gebiert *Erde* (Asche, Vulkan, Urgeschichte) *Erde* gebiert *Metall, Mineralien, Salze* *metall-, mineralien-, salz*reicher Boden gebiert *Wasser* *Wasser* gebiert *Holz* *Holz* gebiert *Feuer*...	*Holz* entsteht aus *Wasser* *Feuer* entsteht aus *Holz* Erde (Asche, Lava) entsteht aus *Feuer* *Metall, Mineralien, Salze* entstehen aus (in) der *Erde* *Wasser* entsteht aus *metall-, mineral-, salz-*reichem Boden Holz entsteht aus *Wasser*...

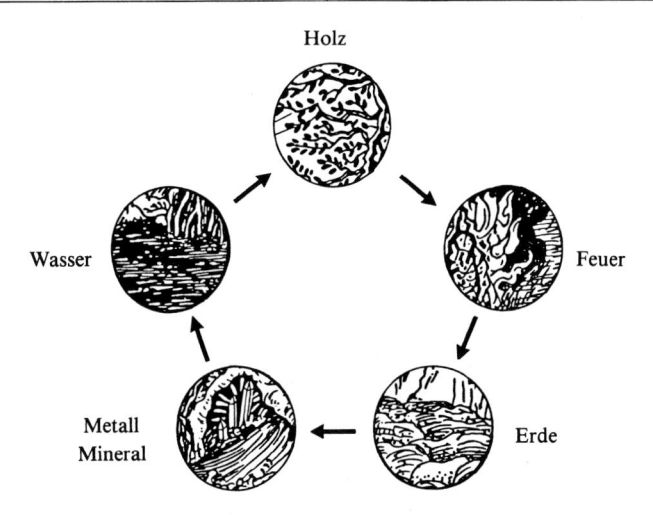

Abb. 18: Symbolisierung des zyklischen Charakters der Beziehung der fünf Elemente im Zyklus der Hervorbringung oder Förderung zueinander.

Abb. 18 zeigt den Vorgang des Entstehens mit den gleichen Elementen wie Abb. 17. Die zyklische Anordnung der Elemente symbolisiert die Vorstellung des ewigen Kreislaufes des Aus-einander-Entstehens.

4.5.1.2 *Zyklus der Hemmung, des „Im-Zaum-Haltens"*

Wie ein Lebewesen oder eine Art gedeiht, hängt von zwei Faktoren ab: von Wachstum und Hemmung bzw. Kontrolle des Wachstums. Grenzenloses Wachstum einer Pflanzen- oder Wildart führt zur Ausrottung der anderen — daher muß es auch den Faktor der Hemmung bzw. Kontrolle geben.

„Zyklus der Hemmung", Bändigung, Kontrolle (interacting) heißt, daß die Elemente einander in einer bestimmten Reihenfolge „im Zaum halten", damit, wie es im Sprichwort heißt, „die Bäume nicht in den Himmel wachsen" (Abb. 19).

Holz, Wald und Pflanzen halten die *Erde* im Zaum — sie bedecken die Erde und schützen vor Muren.

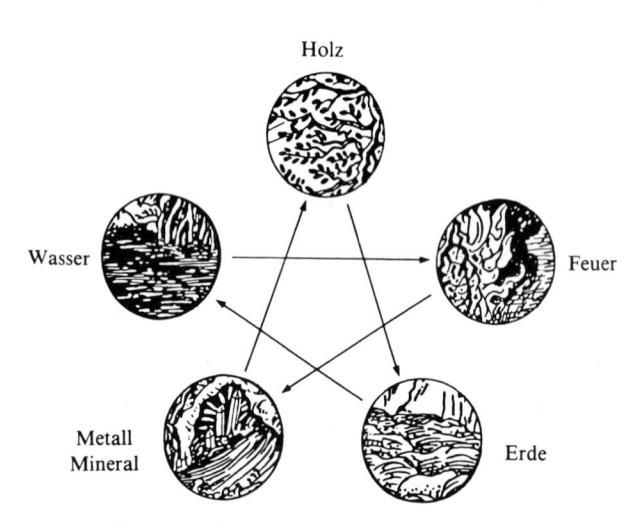

Abb. 19: „Zyklus der Hemmung", Bändigung, Kontrolle (interacting) heißt, daß die Elemente einander in einer bestimmten Reihenfolge „im Zaum halten", damit „die Bäume nicht in den Himmel wachsen".

Die Erde muß ständig das *Wasser* „im Zaum halten", sonst kommt es zu Überschwemmungen.
Wasser hält das *Feuer* im Zaum.
Feuer macht *Metall* biegsam und formbar.
Metall hält das *Holz* in Zaum — Säge und Hacke drängen den wuchernden Urwald zurück.

Pathologische Beziehungen entstehen durch Ungleichgewicht zwischen den Elementen bzw. den inneren Organen, Emotionen usw.

4.5.1.3 Zyklus der Überwältigung

Wenn ein Element im Verhältnis zu dem, von dem es gehemmt werden soll, sehr schwach ist, oder umgekehrt, wenn das Element, das ein anderes hemmen soll, unverhältnismäßig stark ist, dann wird aus der physiologischen Hemmung eine pathologische Überwältigung. Das Feuer beispielsweise schmilzt das Metall, damit man es formen kann. Zuviel Feuer schmilzt Metall nicht nur, sondern verglüht es.

Sympathischerweise ist die Reihenfolge der Elemente die gleiche wie beim Zyklus der „Hemmung", da es sich prinzipiell um den gleichen Vorgang — die Hemmung, die Bremsung, die Kontrolle — handelt, nur unter pathologischen Kräfteverhältnissen. Man könnte den Vorgang mit

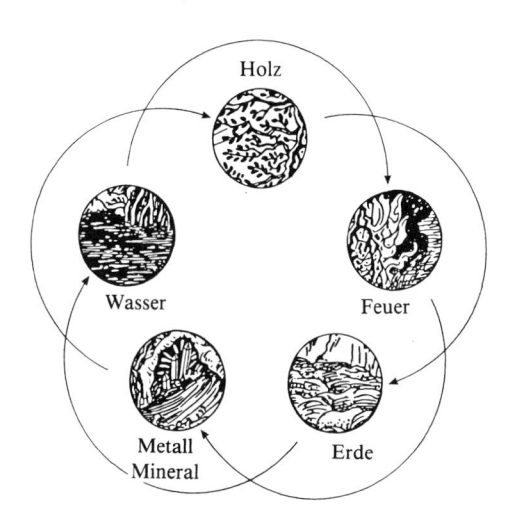

Abb. 20: Zyklus der Überwältigung, entspricht einer zu starken Hemmung.

der Erziehung vergleichen: Ein gewisses Maß an Erziehung ist nötig, um es dem Kind im Leben leichter zu machen. Drakonische Erziehungsmaßnahmen oder schwerst dominierende Erzieher und Methoden können den Willen des jungen Menschenkindes nicht nur biegen, sondern brechen (Abb. 20).

4.5.1.4 *Zyklus des Widerstandes* (counteracting)

In der umgekehrten Reihenfolge wie „Hemmung" und „Überwältigung" wirkt ein Element gegen das andere bzw. leistet ihm Widerstand, auf Englisch spricht man von „counteracting".

Metall beispielsweise widersteht dem Feuer, und Holz widersteht dem Metall — aber nur bis zu einem gewissen Grad (Abb. 21).

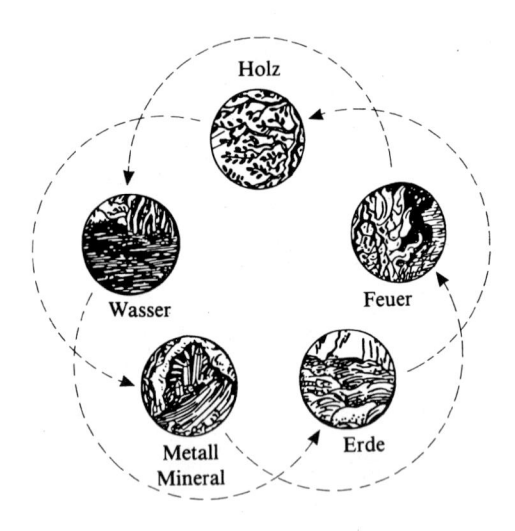

Abb. 21: Zyklus des Widerstandes, umgekehrt wie Zyklen der Hemmung und Überwältigung.

Zyklus des Widerstandes

Wasser	widersteht der *Erde*
Erde	widersteht dem *Holz*
Holz	widersteht dem *Metall*
Metall	widersteht dem *Feuer*
Feuer	widersteht dem *Wasser*

4.5.1.5 Mutter-Sohn-Regel

Mit ihrem scharfen Blick für die Praxis des Lebens haben die Chinesen zwei dieser Wechselbeziehungen mit der üblichen Mutter-Kind-Beziehung verglichen: Eine Mutter wird ihr Kind immer fördern, ein Kind wird von der Mutter immer nehmen (Abb. 22 a).

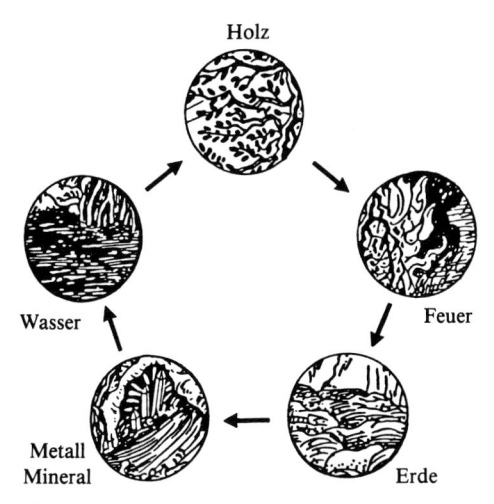

Abb. 22a: Die Mutter stärkt den Sohn.

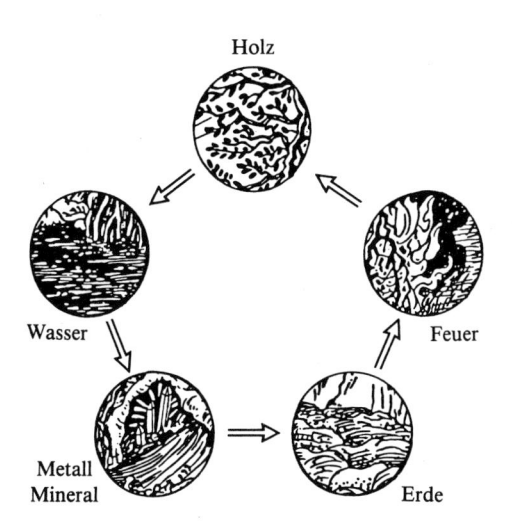

Abb. 22b: Der Sohn schwächt die Mutter.

Die Mutter-Sohn-Beziehung ist identisch mit dem Zyklus des Hervorbringens; als Mutter wird jeweils das vorhergehende, fördernde Element bezeichnet, als Sohn das folgende, schwächende, aussaugende Element (Abb. 22b).

Tab. 20

Mutter-Sohn-Beziehung Mutter stärkt Sohn	Sohn-Mutter-Beziehung Sohn schwächt Mutter
Zyklus des Hervorbringens, Förderns des folgenden Elementes	Zyklus des Entstehens aus dem vorangehenden Element
Holz gebiert und nährt das *Feuer* *Feuer* gebiert und fördert die *Erde* (Asche, Dünger) *Erde* gebiert und bewahrt *Metall, Mineralien, Salze* *Metall-, mineralien-, salz*reicher Boden gebiert *Wasser* *Wasser* gebiert *Holz* und läßt es wachsen *Holz* gebiert *Feuer*...	*Holz* verbraucht und „entsteht" aus *Wasser* *Feuer* entsteht aus und verbraucht *Holz* *Erde* (Asche, Lava) entsteht aus *Feuer* und löscht es *Metall, Mineralien, Salze* entstehen aus (in) der *Erde* *Wasser* korrodiert *Metall*, löst *Minerale* und *Salze* *Holz* verbraucht *Wasser*...

Für die Praxis bedeutet das,
1. daß man den jeweiligen „Sohn" auf zwei Arten stärken kann: einerseits indem man ihn selber stärkt; andererseits indem man die Mutter stärkt, weil sie ihre Kräfte auf den Sohn überträgt;
2. daß man die Mutter auf zwei Arten schwächen kann: indem man die Mutter selber schwächt oder indem man den Sohn stärkt, denn er zieht Kräfte von der Mutter ab.
3. Die Mutter-Sohn-Regel ist die Grundlage für die Tonisierungs- und die Sedativpunkte, siehe unten.

Pathologische Mutter-Sohn-Beziehung

Wenn sich „Mutter" und „Sohn", wie das auch im Leben vorkommt, nicht vertragen, kommt es zu pathologischen Beziehungen, die als „affection", Angriff der Mutter gegen den Sohn oder auch des Sohnes gegen die Mutter, bezeichnet werden (Abb. 23).

Therapeutische Konsequenz:

Das Organ, das dem schwächeren Element entspricht, muß gestärkt werden, das stärkere muß reduziert werden. Das geschieht
a) durch die Auswahl bestimmter Akupunkturpunkte,
b) durch differenzierte stärkende oder reduzierende Reiztechnik.

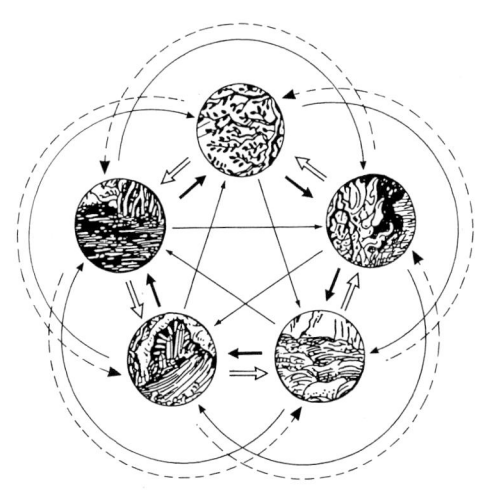

Abb. 23: Die verschiedenen Beziehungen der fünf
Elemente untereinander:

→ Zyklus des Hervorbringens und der Stärkung
(Mutter-Sohn-Regel)
⇒ Zyklus der Schwächung (Sohn-Mutter-Regel)
⟶ Zyklus der Hemmung, Kontrolle
⤵ Zyklus der Überwältigung
↱ Zyklus des Widerstandes

4.6 Die Bedeutung der Fünf-Elementen-Lehre in der TCM

Es gibt also die mannigfaltigsten Beziehungen zwischen den fünf Elementen und allem, was zu ihnen gehört. Abb. 23 zeigt alle bisher besprochenen Beziehungen. Ihre Bedeutung kann auf die Akupunktur übertragen werden.

4.6.1 *Energetische Akupunktur*

Es handelt sich dabei um eine sehr differenzierte Stufe der Akupunktur, wobei diagnostisch die Gleichgewichtsverhältnisse zwischen den einzelnen inneren Organen für die Therapie ausschlaggebend sind. Nebst der genauen Anamnese ist hier die Inspektion des Patienten, insbesondere die Zungendiagnostik, die Palpation, insbesondere die Pulsdiagnostik und die Beurteilung von Geruch und Ausscheidungen des Patienten von Bedeutung. Korrekt anzuwenden ist die energetische Akupunktur also nur dann, wenn man die traditionelle chinesische Diagnostik korrekt betreiben und verwerten kann.

4.6.2 Symptomatische Akupunktur

Dies ist etwas weniger schwierig als die energetische Akupunktur. Für eine gute symptomatische Akupunktur muß man die „Entsprechungen", die gezielte Anamnese und die richtige Deutung der Symptome und der Krankheits-„Ursachen" im Sinne der TCM kennen und können.

Je nach der aktuellen Symptomatik des Patienten erfolgt

a) die Auswahl der Therapieform, z. B. ob Moxa, Akupunktur oder andere Maßnahmen indiziert sind: Das Symptom „Feuer" oder „Hitze" behandelt man mit „Wasser" und kühlenden Maßnahmen (kalte Getränke). Alles, was hingegen zum „Element" Wasser und damit zum Symptom oder zur Krankheitsursache „Kälte" gehört, verlangt als Therapie die Anwendung von Wärme, z. B. Moxa und warme Getränke;

b) die Auswahl von Meridianen und Punkten. In erster Linie ist für die Meridian- und Punktewahl der Ort der Erkrankung ausschlaggebend; aber auch andere Symptome, traditionell chinesisch interpretierte Krankheitsursachen und damit die fünf Elemente spielen eine Rolle, siehe Behandlungsregeln.

4.7 Gedankenspiele

Wie schon öfter erwähnt, können wir in allen Zyklen die fünf Elemente durch alle jeweils zugehörenden Entsprechungen ersetzen.

Immer kommt nicht etwas Sinnvolles heraus; aber manche Kombinationen sind recht interessant, z. B.:

In Abb. 24 sind die fünf Elemente im Zyklus der Hervorbringung, Förderung (gleichzeitig Mutter-Sohn-Beziehung der Stärkung) durch die Zang-Organe ersetzt:

Die Leber fördert das Herz;
das Herz fördert Milz/Pankreas;
Milz/Pankreas fördern die Lunge;
die Lunge fördert die Niere;
die Niere fördert die Leber.

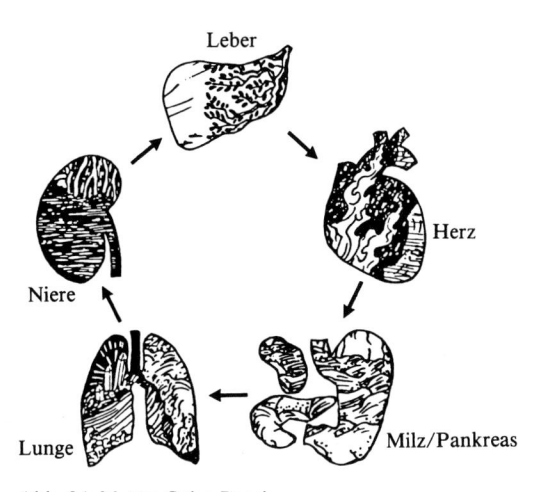

Abb. 24: Mutter-Sohn-Regel:
Zang — Organe
Zyklus der Förderung, Hervorbringung

Abb. 25 zeigt den Zyklus der gegenseitigen Schwächung nach der Sohn-Mutter-Regel zwischen den Zang-Organen:
Die Leber schwächt die Niere;
die Niere schwächt die Lunge;

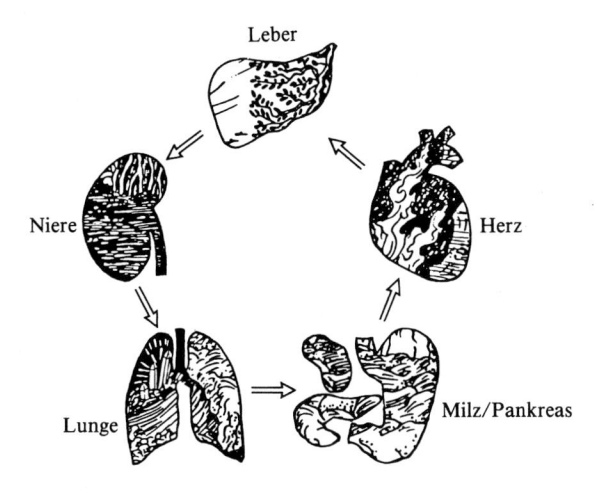

Abb. 25: Mutter-Sohn-Regel:
Zang — Organe
Zyklus der Schwächung

63

die Lunge schwächt Milz/Pankreas;
Milz, Pankreas schwächen das Herz;
das Herz schwächt die Leber.

Abb. 26 zeigt den Zyklus der Hemmung, Kontrolle, des Im-Zaum-Haltens zwischen den Zang-Organen:
Die Leber kontrolliert die Verdauungsorgane Milz/Pankreas;
Milz/Pankreas kontrollieren die Niere;
die Niere kontrolliert das Herz;
das Herz kontrolliert die Lunge;
die Lunge kontrolliert die Leber.

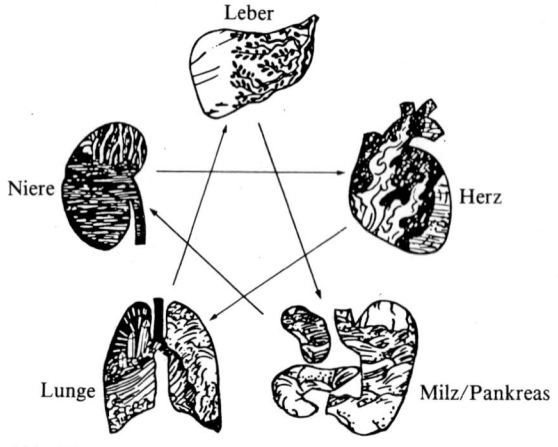

Abb. 26:
Zang — Organe
Zyklus der Hemmung

Schauen wir uns die *Inneren Faktoren* an:
Zyklus der Förderung, Verstärkung, identisch mit Mutter-Sohn-Regel der Fünf-Elementen-Lehre (Abb. 27):

Holz entspricht der *Aggression,* in sublimierter Form der *Aktivität. Die Aktivität (Holz) verstärkt* die *Freude (Feuer)* im positiven Sinn durch das Zeigen der Freude ebenso, wie im negativen Sinn Manie und Hektik gepaart mit Aggression unerträglich werden.

Allzuviel *Freude, Hektik, Manie* führt zu *Sorge (Erde):* Wird Geld in der manischen Phase verjubelt, dann macht das Sorgen.

Die *Sorge (Erde)* verstärkt die *Trauer (Metall),* z. B. die Existenzsorgen nach einem Todesfall.

Aggression, Aktivität
(Holz)

Angst
(Wasser)

Freude
(Feuer)

Trauer
(Metall)

Sorge
(Erde)

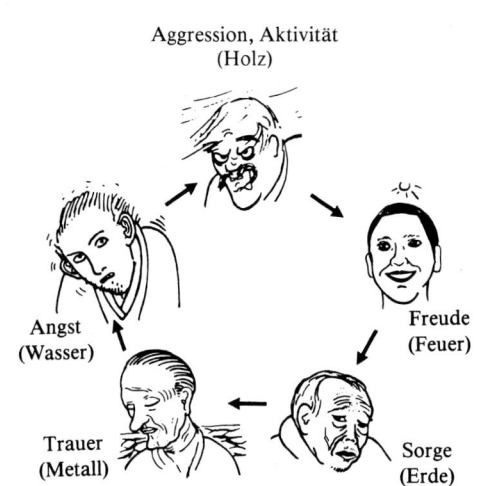

Abb. 27: Mutter-Sohn-Regel:
Innere Faktoren
Zyklus der Förderung

Die *Trauer (Metall)* verstärkt die *Angst (Wasser)*.
Die *Angst (Wasser)* ist die Mutter der *Aggression (Holz)*, die sublimierte *Aggression, Aktivität (Holz)* kann sich positiv auf die *Freude (Feuer)* auswirken...

Aggression, Aktivität
(Holz)

Angst
(Wasser)

Freude
(Feuer)

Trauer
(Metall)

Sorge
(Erde)

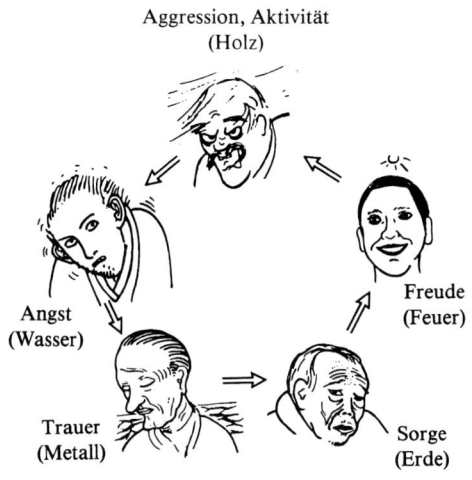

Abb. 28: Mutter-Sohn-Regel:
Innere Faktoren
Zyklus der Schwächung

Zyklus der Schwächung der Sohn-Mutter-Regel (Abb. 28)
  Zorn, Aggression schwächt Angst (Wasser): Wer zornig ist, überwindet die Angst.
  Angst (Wasser) schwächt Trauer (Metall): Wer Angst hat, vergißt die Trauer.
  Trauer (Metall) schwächt alle Sorgen (Erde): Mancher, der trauert, vergißt seine sonstigen Sorgen.
  Sorge und Grübeln (Erde) schwächen die *Freude (Feuer).*
  Freude (Feuer) schwächt den *Zorn (Holz)* ab.
  Zorn schwächt Angst (Wasser) usw.

Reihenfolge der physiologischen Hemmung und der pathologischen Überwältigung (Abb. 29)
  Aggression (Holz) überwindet *Sorge, Grübeln, Nachdenklichkeit, Inaktivität (Erde).*
  Freude (Feuer) überwindet die *Trauer (Metall).*
  Sorge (Erde) überwindet die *Angst (Wasser).* Man denke nur daran, wozu Mütter aus Angst um ihre Kinder imstande sind!
  Trauer (Depression [Metall]) zerstört *Aktivität, Aggression (Holz).*
  Angst (Wasser) tötet die *Freude (Feuer).*

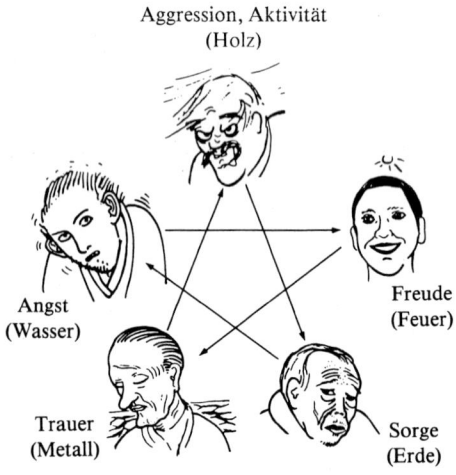

Abb. 29: Mutter-Sohn-Regel:
Innere Faktoren
Zyklus der Hemmung und Überwältigung

4.8 Die Berechnung der Tonisierungs- und Sedativpunkte aus den antiken Punkten

Die Definition bestimmter Meridianpunkte als „Tonisierungs"- oder „Sedativ"-Punkte beruht auf der Mutter-Sohn-Regel. Wir wissen ja schon, daß die „Mutter" den „Sohn" stärkt und daß der „Sohn" die „Mutter" schwächt. Nun gibt es auf jedem Meridian an den Extremitäten fünf sogenannte „antike Punkte", von denen jeder einem bestimmten Element zugeordnet ist.

Nach der Fünf-Elementen-Lehre ist es nur logisch, daß der Punkt, der zum Element Mutter gehört, stärkend, der Punkt, der zum Element des Sohnes gehört, schwächend wirkt.

Kurz gesagt:
der *Tonisierungspunkt* des jeweiligen Meridians entspricht jenem Punkt, der zum Element der „Mutter" gehört;
der *Sedativpunkt* des jeweiligen Meridians entspricht jenem Punkt, der zum Element des „Sohnes" gehört.

Das klingt ganz einfach. Aber, leider, ganz so einfach ist es nicht; und die Autorin ist selber nicht sicher, was einfacher ist: sich die 24 Tonisierungs- und Sedativpunkte auszurechnen oder einfach auswendig zu lernen. Ausrechnen ist jedenfalls interessanter.

Und noch etwas kompliziert die Sache: Diese Tonisierungs- und Sedativpunkte wirken nur zu bestimmten Zeiten stärkend oder reduzierend; und diese Zeiten entsprechen *nicht* den altbekannten „Maximal- und Minimalzeiten", die wir als „Organuhr" kennen. Es handelt sich dabei um Zeiten, die für jedes Jahr aus dem Stand der Gestirne berechnet werden und die man in einer Liste nachschauen muß.

Soviel die Autorin gesehen hat, wird diese Methode in China wohl auf Wunsch demonstriert, wird zwar nicht generell, aber jetzt wieder zunehmend in speziellen Zentren ausgeübt.

Um die Tonisierungs- und Sedativpunkte auszurechnen, muß man einige Dinge wissen:

4.8.1 *Die Organzuordnung der fünf Elemente: Abb. 5 und Tab. 8.*

4.8.2 *Mutter-Sohn-Regel*

Die Beziehung zwischen den fünf Elementen und damit zwischen den Organen/Meridianen: Wer ist die „Mutter", wer ist der „Sohn" des zu behandelnden Meridians/Organs? Abb. 22 und Tab. 17.

4.8.3 *Die antiken Punkte*

Die Punkte eins bis drei und der fünfte Punkt sind ganz einfach, weil sie genau definiert sind; der vierte Punkt ist schwieriger zu finden, man muß ihn auswendig lernen oder in einer Liste nachschauen. Tab. 8.

4.8.4 *Die Zuordnung (Tab. 9)*

Die Zuordnung erfolgt von distal nach proximal in der gleichen Reihenfolge wie die fünf Elemente im Zyklus der Förderung bzw. der Mutter-Sohn-Beziehung. Nur wird die Angelegenheit dadurch kompliziert, daß die Yin-Meridiane mit dem Element Holz, die Yang-Meridiane mit dem Element Metall an den Akren beginnen.

Sie finden eine Zusammenfassung aller Tabellen für die Berechnung der Tonisierungs- und Sedativpunkte auf Seite 72.

Als antike Punkte gelten auf jedem Meridian fünf Punkte, die zwischen Akren und Ellbogen bzw. Knien liegen. Ihre Namen symbolisieren die Vorstellung, die man ursprünglich mit ihnen verband: Abgesehen vom ständig in den Meridianen kreisenden Energiestrom Qi stellte man sich einen von distal nach proximalwärts anwachsenden Strom der Kraft vor, vergleichbar mit einer Wasserquelle, die an den Akren entspringt, proximalwärts fließt und zuerst zum Bächlein, dann zum Fluß, zum Strom und schließlich bei den Ellbogen oder Knien zum mächtigen Meer wird.

Diese fünf antiken Punkte jedes Meridians sind jeder einem Element zugeordnet; und diese Zuordnung ist der Schlüssel zur Berechnung der Tonisierungs- und Sedativpunkte. Siehe unten.

Tab. 21

Die antiken Punkte proximalwärts von den Akren		
Chinesisch	Deutsch	Lage
1. Jin	Quelle	Distalster Punkt an den Akren
2. Yin	Bächlein	2. Punkt proximal der Akren
3. Shu	Fluß	3. Punkt proximal der Akren
4. Jin	Strom	Zwischen 4. Punkt und Ellbogen oder Knie
5. He	Meer	Bei Ellbogen oder Knie

Es ist ganz einfach, die ersten drei antiken Punkte von den Finger- bzw. Zehenspitzen nach proximal zu identifizieren: Es ist jeweils der erste, zweite oder dritte Punkt eines Meridians proximalwärts von den Akren. Also beispielsweise MP 1, 2, 3; aber Achtung! Nicht alle Meridiane beginnen mit Punkt 1 an den Akren! Da muß man dann wissen, mit welchem Punkt der Meridian an den Akren endet; z. B. sind die drei ersten antiken Punkte des Magen-Meridians die Punkte M 45, 44, 43.

Auch der fünfte Punkt ist leicht zu finden: Er liegt jeweils bei Ellbogen oder Knie und wird He- oder Ho-Punkt (He = Meer) genannt: M 36 und H 3, um nur zwei Beispiele zu nennen.

Nur beim vierten antiken Punkt ist es nicht so einfach: Wir finden ihn jeweils zwischen dem dritten und dem fünften Punkt des Meridians (immer von den Akren proximalwärts gerechnet). Da zwischen drittem und fünftem antikem Punkt verschieden viele andere Meridianpunkte liegen, müssen wir für die Berechnung des vierten antiken Punktes nachschauen in Tab. 24 (man kann sich die vierten Punkte natürlich auch auswendig merken!).

4.8.4.1 *Zuordnung der antiken Punkte zu den fünf Elementen* (Tab. 25)

Es ist typisch für das Bestreben der Traditionellen Chinesischen Medizin, alles in ein System bringen zu wollen; und so hat man auch die fünf antiken Punkte den fünf Elementen zugeordnet. Tab. 25 zeigt, daß die Reihenfolge der Punkte hintereinander dem Zyklus der Förderung, Hervorbringung entspricht. Allerdings beginnt die Reihe bei den Yin- und den Yang-Organen verschieden. Man kann sich das vielleicht so merken: bei den *Yin*-Organen beginnt die Reihe mit dem *weichen Holz,* bei den *Yang*-Organen mit dem *harten Metall.*

Das heißt für die *Yin-Meridiane:*
Der erste antike Punkt und der erste Punkt überhaupt an den Finger- oder Zehenspitzen gehört zum Element Holz;
der zweite antike Punkt proximal der Akren gehört zum Element Feuer;
der dritte antike Punkt proximal der Akren gehört zum Element Erde;
der vierte antike Punkt, der zwischen dem dritten und dem fünften liegt, gehört zum Element Metall; und
der fünfte antike Punkt, der He-Punkt, der bei Knie oder Ellbogen liegt, gehört zum Element Wasser.

Bei den *Yang-Meridianen* ist die Reihenfolge der Elemente natürlich gleich, aber die Zuordnung beginnt an den Akren mit einem anderen Element als bei den Yin-Meridianen:

Der erste antike Punkt an den Finger- oder Zehenspitzen gehört zum Element Metall;
der zweite antike Punkt proximal der Akren gehört zum Element Wasser;
der dritte antike Punkt proximal der Akren gehört zum Element Holz;
der vierte antike Punkt, der zwischen dem dritten und dem fünften liegt, gehört zum Element Feuer; und
der fünfte antike Punkt, der He-Punkt, der bei Knie oder Ellbogen liegt, gehört zum Element Erde.

4.8.5 Die Praxis der Ausrechnung von Tonisierungs- und Sedativpunkten

Benützen Sie dazu die Tab. 22 bis 24. Ob Ihre Berechnung richtig ist, können Sie in Tab. 25 kontrollieren.

Schlüsselsatz:

Der Tonisierungspunkt eines Meridians ist dem Element seiner Mutter zugeordnet und liegt einen Punkt vor dem Ben-Punkt, das ist der Punkt, der dem Element des Meridians entspricht.

Der Sedativpunkt eines Meridians ist dem Element seines Sohnes zugeordnet und liegt einen Punkt nach dem Ben-Punkt.

Beispiel 1: Gesucht: der Tonisierungspunkt des Herz-Meridians.
1. Der Herz-Meridian ist ein Yin-Meridian.
2. Zum Herz gehört das Element Feuer, der Ben-Punkt ist also der 2. Punkt.
3. Der Tonisierungspunkt entspricht dem antiken Meridianpunkt, der zum Element der „Mutter" gehört.
4. Die „Mutter" des Feuers ist das Holz.
5. Dem Holz ist bei allen Yin-Meridianen der erste Punkt zugeordnet.
6. Der erste Punkt auf dem Herz-Meridian ist H 9; also muß H 9 der Tonisierungspunkt sein.

Beispiel 2: Gesucht: der Tonisierungspunkt des Leber-Meridians.
1. Der Leber-Meridian ist ein Yin-Meridian.
2. Zur Leber gehört das Element Holz, der Ben-Punkt ist also der 1. Punkt.
3. Der Tonisierungspunkt entspricht dem antiken Meridianpunkt, der zum Element der „Mutter" gehört.
4. Die Mutter des Holzes ist das Wasser, also muß der Tonisierungspunkt des Leber-Meridians der dem Wasser zugeordnete Punkt sein.

5. Bei allen Yin-Meridianen ist der He-Punkt, ein Punkt bei Knie oder Ellbogen, dem Wasser zugeordnet.
6. Der He-Punkt und damit der Tonisierungspunkt des Leber-Meridians muß Le 8 sein.

Beispiel 3: Gesucht: der Sedativpunkt des Milz/Pankreas-Meridians.
1. Der MP-Meridian ist ein Yin-Meridian.
2. Zu Milz/Pankreas gehört das Element Erde, der Ben-Punkt ist also der 3. Punkt.
3. Der Sedativpunkt entspricht dem antiken Meridianpunkt, der zum Element des „Sohnes" gehört.
4. Der Sohn des Elementes Erde ist das Metall, also muß der Sedativpunkt des MP-Meridians der dem Metall zugeordnete Punkt sein.
5. Bei allen Yin-Meridianen ist der vierte antike, der Jin-Punkt dem Metall zugeordnet, also jener ominöse vierte Punkt, der zwischen drittem und fünftem antikem Punkt liegt und den man auf einer Liste suchen muß.
6. Der vierte antike Punkt des MP-Meridianes und damit sein Sedativpunkt muß MP 5 sein.

Beispiel 4: Gesucht: der Tonisierungspunkt des Dickdarm-Meridians.
1. Der Dickdarm-Meridian ist ein Yang-Meridian.
2. Zum Dickdarm gehört das Element Metall, der Ben-Punkt ist also der 1. Punkt.
3. Der Tonisierungspunkt entspricht dem antikem Meridianpunkt, der zum Element der „Mutter" gehört.
4. Die Mutter des Elementes Metall ist das Element Erde, also muß der Tonisierungspunkt des Meridianes der der Erde zugeordnete Punkt sein.
5. Bei allen Yang-Meridianen ist der fünfte antike, der He-Punkt bei Knie oder Ellbogen der Erde zugeordnet.
6. Der fünfte antike Punkt, der He-Punkt des Dickdarm-Meridians und damit sein Tonisierungspunkt, muß Di 11 sein.

Wenn man sich einmal gemerkt hat, wie die Reihenfolge der Elemente in der *Mutter-Sohn-Beziehung* bzw. im Zyklus der Förderung ist und mit welchem Element die Zuordnung der antiken Punkte bei den Yin- und bei den Yang-Organen beginnt, dann ist es tatsächlich einfacher, sich die Tonisierungs- und Sedativpunkte auszurechnen als sie auswendig zu lernen.

4.8.6 Tabellen für Berechnung von Tonisierungs- und Sedativpunkten

Tab. 22 Die fünf Elemente, die zugehörigen Organe und Meridiane

Element	Yin-Meridian Yin-Organ	Yang-Meridian Yang-Organ
Holz	Leber	Gallenblase
Feuer	Herz	Dünndarm
Erde	Milz/Pankreas	Magen
Metall	Lunge	Dickdarm
Wasser	Niere	Blase

Tab. 23 Mutter-Sohn-Regel — Zyklen der Förderung und der Schwächung

Mutter stärkt Sohn	Sohn schwächt Mutter
Holz stärkt *Feuer*	*Holz* schwächt *Wasser*
Feuer stärkt die *Erde*	*Feuer* verbraucht *Holz*
Erde fördert *Metall, Mineral*	*Erde* entsteht aus *Feuer*
Metall fördert *Wasser*	*Metall* entsteht in/aus *Erde*
Wasser fördert *Holz*	*Wasser* korrodiert *Metall*
Holz stärkt *Feuer*...	*Holz* verbraucht *Wasser*...

Tab. 24 Die antiken Punkte der einzelnen Meridiane
1. Jin H 9 Dü 1 B67 N 1 KS 9 3E 1 G44 Le 1 Lu11 Di 1 M45 MP 1
2. Yin H 8 Dü 2 B66 N 2 KS 8 3E 2 G43 Le 2 Lu10 Di 2 M44 MP 2
3. Shu H 7 Dü 3 B65 N 3 KS 7 3E 3 G41! Le 3 Lu 9 Di 3 M43 MP 3
4. **Jin H 4 Dü 5 B60 N 7 KS 5 3E 5 G38 Le 4 Lu 8 Di 5 M41 MP 5**
5. He H 3 Dü 8 B54 N10 KS 3 3E 10 G34 Le 8 Lu 5 Di11 M36 MP 9

Tab. 25: Zuordnung der antiken Punkte zu den fünf Elementen

Antiker Punkt	Element	Yin-Meridian	Element	Yang-Meridian
1. Jin	Holz	Le	Metall	Di
2. Yin	Feuer	H	Wasser	B
3. Shu	Erde	MP	Holz	G
4. Jin	Metall	Lu	Feuer	Dü
5. He	Wasser	N	Erde	M

Tab. 26 Übersicht Tonisierungs- und Sedativpunkte

Meridian	H	Dü	B	N	KS	3E
Tonisierungspunkte	H 9	Dü 3	B67	N 7	KS 9	3E 3
Sedativpunkte	H 7	Dü 8	B65	N 1*	KS 7	3E 10

* = lt. Bischko N 1, 2

Meridian	G	Le	Lu	Di	M	MP
Tonisierungspunkte	G43	Le 8	Lu 9	Di 11	M41	MP 2
Sedativpunkte	G38	Le 2	Lu 5	Di 2*	M45	MP 5

* = lt. Bischko Di 2, 3

5. Beziehungen der Meridiane untereinander

Jede Behandlung der Traditionellen Chinesischen Medizin richtet sich nach bestimmten Prinzipien, natürlich auch die Auswahl von Akupunkturpunkten. Hier denkt der traditionell-chinesische Mediziner nämlich nicht: „Hier westliche Diagnose — da auswendig gelerntes Punkteprogramm", sondern er geht nach ganz bestimmten Regeln vor, und dazu muß er die Beziehungen der Meridiane untereinander kennen.

Die wichtigste Behandlungsregel, die wir lernen werden, lautet: Der *Schmerzort* bestimmt den *Reizort;* Behandlung mit Akupunktur bedeutet Behandlung des schmerzenden Gebietes lokal, über den betroffenen Meridian oder über einen seiner Partner.

Meridiane sind topographisch genau definierte Regionen, entlang derer Akupunkturpunkte ähnlicher Indikation wie Perlen an Perlenschnüren aufgereiht sind.

Wir operieren mit je sechs paarigen Yang- und Yin-Meridianen und mit je einem unpaarigen längsverlaufenden Meridian hinten und vorne (Lenkergefäß und Konzeptionsgefäß).

Merksatz:

Will man eine Region des Körpers erreichen, dann hat man mehrere Möglichkeiten:

entweder über lokale Punkte

oder über Punkte auf dem betroffenen Meridian

oder über Punkte auf dem nach der Außen-/Innen-Yang-Yin-Regel gekoppelten Meridian

oder über Punkte des nach der Oben-/Unten-Yang/Yang/Yin/Yin-Regel gekoppelten („korrespondierenden") Meridians.

5.1 Außen-/Innen-Yang-Yin-Regel

beschreibt die unzertrennliche Partnerschaft zwischen je einem Yang- und einem Yin-Meridian. Außen/Innen heißt die Regel, weil an den Extremitäten die Yang-Meridiane an der Außen-, die Yin-Meridiane an der Innenseite verlaufen (s. Abb. 6—8 und Tab. 27).

Tab. 27

Yin-Meridian Innen	Yang-Meridian Außen
Herz	Dünndarm
Niere	Blase
KS	3E
Leber	Gallenblase
Lunge	Dickdarm
Milz/Pankreas	Magen

Nach traditionell chinesischer Auffassung gibt es aber noch andere Regeln der Meridianzusammengehörigkeit, die teils auf philosophischen, teils auf topographischen Vorstellungen beruhen.

5.2 Oben-Unten-Regel / Yang-Yang — Yin-Yin

Die Oben-Unten-Regel bezieht sich auf die Topograhie der Meridiane an den Extremitäten und mutet auch für uns modern orientierte Mediziner nicht ganz fremdartig an: Jeder Meridian der oberen Extremität hat sozusagen einen Bruder an der unteren Extremität, der an anatomisch korrespondierender Stelle verläuft. Welche Bedeutung der Oben-Unten-

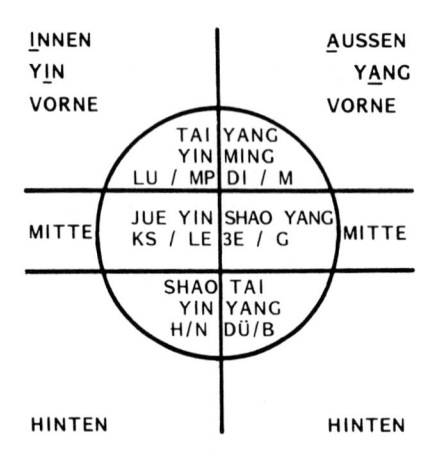

```
INNEN                        AUSSEN
YIN                          YANG
VORNE                        VORNE
           TAI   YANG
           YIN   MING
           LU/MP DI/M
MITTE    JUE YIN SHAO YANG MITTE
         KS/LE  3E/G
           SHAO  TAI
           YIN   YANG
           H/N   DÜ/B

HINTEN                       HINTEN

        Meridianverteilung
      an oberer/unterer Extremität
```

Abb. 30: Meridianverteilung am Extremitätenquerschnitt: Oben-Unten-Regel.

Regel in der Traditionellen Chinesischen Medizin beigemessen wird, erhellt daraus, daß die korrespondierenden Meridiane auf chinesisch sogar die *gleichen Namen* tragen (s. Abb. 30 und Tab. 28).

Tab. 28: Die Oben-Unten-Regel

Lokalisation	Gemeinsamer Name	„Oben" Arm	„Unten" Bein
Innen-Yin			
vorne	Tai Yin	Lunge	Milz/Pankreas
Mitte	Jue Yin	KS	Leber
hinten	Shao Yin	Herz	Niere
Außen-Yang			
vorne	Yang Ming	Dickdarm	Magen
Mitte	Shao Yang	3 E	Gallenblase
hinten	Tai Yang	Dünndarm	Blase

Beispiel:
Betrachten wir den mittleren Streifen von Arm und Bein. Die Chinesen ordnen diese Region an der Außenseite dem *Shao Yang* zu; sie sprechen von Fuß- bzw. Hand-*Shao Yang*. Bei uns heißt die Region auf dem Arm „dreifacher Erwärmer" und auf dem Bein „Gallenblasenmeridian". Auf der Innenseite verläuft in der Mitte der *Jue Yin*, der bei uns auf dem Arm KS (Kreislauf/Sexualität) und auf dem Bein Leber-Meridian heißt. Diese wechselseitigen Beziehungen von Regionen an Arm und Bein spielen heute in den von *Bergsmann* beschriebenen Muskel- bzw. Bewegungsketten eine Rolle, wobei die gegensinnige Bewegung von Arm und Bein beim Gehen als Beispiel erwähnt sei.

5.2.1 Meridiane und gegensätzlich wirksame äußere Faktoren nach der Oben-/Unten-Regel

Eine Gedankenspielerei: Die äußeren Faktoren, die zu den nach der Oben-Unten-Regel korrespondierenden Meridianen gehören, sind recht gegensätzlich: z. B. gehört zum Yang Ming des Dickdarmes die Trockenheit, zum Yang Ming des Magens die Feuchtigkeit; oder zum Tai Yang des Dünndarmes gehört die Hitze, zum Tai Yang der Blase gehört die Kälte. Vielleicht ist das eine klassische Variante der Erklärung für die Wirkung von Fernpunkten auf den nach der Oben-Unten-Regel gekoppelten Meridianen (z. B. M 38 bei Schulterschmerzen) (s. Tab. 29 auf S. 76).

Tab. 29: Meridiane und gegensätzlich wirksame äußere Faktoren nach der Oben-Unten-Regel.

Lokalisation	Gemeinsamer Name	Meridian und äußerer Faktor	
		„Oben" Arm	„Unten" Bein
Innen-Yin vorne Faktoren	Tai Yin	Lunge Trockenheit	Milz/Pankreas Feuchtigkeit
Mitte Faktoren	Jue Yin	KS Feuer, Hitze	Leber Wind
hinten	Shao Yin	Herz Hitze	Niere Kälte
Außen-Yang vorne	Yang Ming	Dickdarm Trockenheit	Magen Feuchtigkeit
Mitte	Shao Yang	3E	Gallenblase Wind
hinten	Tai Yang	Dünndarm Hitze	Blase Kälte

5.3 Mutter-Sohn-Regel nach der Fünf-Elementen-Lehre

wurde bereits ausführlich besprochen: Sie ist identisch mit der Mutter-Sohn-Beziehung der fünf Elemente, die quasi synonym für die Meridiane stehen. Selbstverständlich gilt wie oben das Prinzip, daß die Mutter den Sohn fördert, der Sohn hingegen die Mutter schwächt. Siehe Seite 59.

Das Prinzip der Mutter-Sohn-Regeln ist ganz einfach: Es beruht darauf, daß die Mutter ihr Kind immer stärken wird, das Kind hingegen seine Mutter immer schwächt.

Kompliziert wird es, weil *Bischko* eine andere Beziehung als Mutter-Sohn-Beziehung bezeichnet als die chinesische Literatur. Die chinesische Literatur bezieht sich bei der Mutter-Sohn-Regel immer auf den Zyklus von Hervorbringung und Schwächung der fünf Elemente. *Bischko* bezeichnet die Reihenfolge des Energiekreislaufes als Mutter-Sohn-Zyklus. Dadurch ergeben sich ganz unterschiedliche Beziehungen zwischen den Meridianen.

Im Sinne der komplexen Betrachtungsweise der TCM werden Yin- und Yang-Meridiane nicht gesondert betrachtet, sondern als Teil ihres Funktionskreises (siehe dort).

Übertragen wir die Reihenfolge der Förderung auf die Meridiane bzw. Organe, dann schaut das so aus (siehe auch Abb. 22):

Tab. 30: Mutter-Sohn-Regel nach der Fünf-Elementen-Lehre

Mutter stärkt Sohn		Sohn schwächt Mutter		
Le/G	stärken	H/Dü	H/Dü	schwächen	Le/G
H/Dü	stärken	M/MP	M/MP	schwächen	H/Dü
M/MP	stärken	Lu/Di	Lu/Di	schwächen	M/MP
Lu/Di	stärken	N/B	N/B	schwächen	Lu/Di
N/B	stärken	Le/G	Le/G	schwächen	N/B

5.4 Mutter-Sohn-Regel nach Bischko

Bischko bezieht sich in seiner Interpretation der Mutter-Sohn-Regel auf die Reihenfolge des Energiekreislaufes:

Nach traditionell chinesischer Vorstellung zirkuliert die Energie in einem Zwei-Stunden-Rhythmus durch alle Meridiane, und zwar in einer genau festgesetzten Reihenfolge; wir kennen sie als „Organuhr". Dabei durchläuft die Energie den ganzen Körper dreimal in 24 Stunden. Man bezeichnet das als drei Energieumläufe.

Jeder dieser Umläufe besteht aus einer Gruppe von vier Meridianen. Und innerhalb dieser Gruppen gibt es wieder Regeln und Gesetze.

Jeder Energieumlauf beginnt und endet auf dem Thorax, die Reihenfolge ist immer die gleiche:
1. ein Yin-Meridian vom Thorax zur Hand,
2. ein Yang-Meridian von der Hand zum Kopf,
3. ein Yang-Meridian vom Kopf zum Fuß,
4. ein Yin-Meridian vom Fuß zum Thorax.

Tab. 31: Topographie des Energieumlaufes.

	1. Umlauf	2. Umlauf	3. Umlauf
Yin von Thorax zu Hand	Herz	KS	Lunge
Yang von Hand zu Kopf	Dünndarm	3E	Dickdarm
Yang von Kopf zu Fuß	Blase	Gallenblase	Magen
Yin von Fuß zu Thorax	Niere	Leber	Milz/Pankreas

Als Prinzip der Mutter-Sohn-Regel gilt auch bei *Bischko,* daß die „Mutter" den „Sohn" stärkt, der „Sohn" die „Mutter" schwächt.

In zwei wesentlichen Dingen unterscheidet sich aber *Bischko* von der Fünf-Elementen-Lehre:
1. *Bischko* bezeichnet die Reihenfolge des Energieumlaufes als Mutter-Sohn-Zyklus; und zwar ausgehend von der Vorstellung, daß jeweils ein Meridian seine Energie aus dem vorhergehenden bezieht und damit — laut *Bischko* — sowohl „Sohn" des vorhergehenden als auch „Mutter" des folgenden Meridians ist. Die Reihenfolge der Meridiane ist also in einem endlosen Kreis mit beliebigem Beginn immer die gleiche.
2. Bei *Bischko* sind die funktionellen Meridiane KS und 3E, die in der klassischen Fünf-Elementen-Lehre nicht aufscheinen, in die Mutter-Sohn-Regel einbezogen.

   Der Kreislauf der Stärkung nach *Bischko: Herz — Dünndarm — Blase — Niere — KS — 3E — Gallenblase — Leber — Lunge — Dickdarm — Magen — Milz/Pankreas.*

Der Kreislauf der Schwächung nach *Bischko* geht in der umgekehrten Reihenfolge wie der der Stärkung.

Tab. 32: Mutter-Sohn-Regel nach Bischko im Sinne des Energiekreislaufes.

Mutter	stärkt	Sohn	Sohn	schwächt	Mutter
H	stärkt	Dü	Dü	schwächt	H
Dü	stärkt	B	B	schwächt	Dü
B	stärkt	N	N	schwächt	B
N	stärkt	KS	KS	schwächt	N
KS	stärkt	3E	3E	schwächt	KS
3E	stärkt	G	G	schwächt	3E
G	stärkt	Le	Le	schwächt	G
Le	stärkt	Lu	Lu	schwächt	Le
Lu	stärkt	Di	Di	schwächt	Lu
Di	stärkt	M	M	schwächt	Di
M	stärkt	MP	MP	schwächt	M
MP	stärkt	H	H	schwächt	MP

5.5 Zyklen der Fünf-Elementen-Lehre

Nicht nur nach der Mutter-Sohn-Regel, sondern auch in verschiedenen anderen Zyklen stehen die fünf Elemente und damit die Meridiane und Organe zueinander in Beziehung. Wie oben besprochen ist beispielsweise der Zyklus der Hemmung, des „Im-Zaum-Haltens", der Kontrolle, von Bedeutung für die TCM: siehe Tab. 33 und Abb. 25 und 26.

Tab. 33: Zyklus der fünf Elemente — gegenseitige Hemmung, Kontrolle

Das *Holz* hält die *Erde* im Zaum	Le/G	kontrolliert	MP/M
Die *Erde* hält das *Wasser* im Zaum	MP/M	kontrolliert	N/B
Wasser hält das *Feuer* im Zaum	N/B	kontrolliert	H/Dü
Feuer hält *Metall* im Zaum	H/Dü	kontrolliert	Lu/Di
Metall hält das *Holz* im Zaum	Lu/Di	kontrolliert	Le/G

5.6 Beispiele für Beziehungen nach Meridianregeln

Zwischen jeweils vier Meridianen gibt es verschiedene Beziehungen. Es finden sich deutliche Widersprüche zwischen der Auffassung *Bischkos* und der chinesischen Literatur.

5.6.1 *Herz/Dünndarm, Niere/Blase*

Nach der *Außen-Innen-Regel* bilden H und Dü sowie N und B jeweils ein Paar.

Nach der *Oben-Unten-Regel* gehören die beiden Yin-Meridiane H und N im Shao Yin, die beiden Yang-Meridiane Dü und B im Tai Yang zusammen.

Mutter-Sohn-Regel nach *der Fünf-Elementen-Lehre:* 0
Mutter-Sohn-Regel nach *Bischko (Energiekreislauf):* H-Dü-B-N bilden in dieser Reihenfolge eine Kette der Stärkung, umgekehrt eine Kette der Schwächung.
Zyklen der fünf Elemente: H/Dü und N/B stehen zueinander in Opposition, d.h. N/B hemmt H/Dü (Wasser hemmt Feuer) bzw. H/Dü widersteht N/B (Feuer widersteht Wasser bis zu einem gewissen Grad). Die Beziehung ist genau umgekehrt wie bei *Bischko*.

5.6.2 *Kreislauf-Sexualität / Dreifacher Erwärmer, Leber/Gallenblase*

Nach der *Außen-Innen-Regel* bilden KS und 3 E sowie Le und G jeweils ein Paar.

Nach der *Oben-Unten-Regel* gehören die beiden Yin-Meridiane KS und Le im Jue Yin, die beiden Yang-Meridiane 3E und G im Shao Yang zusammen.

Mutter-Sohn-Regel nach *der Fünf-Elementen-Lehre:* 0, KS und 3E scheinen nicht auf.
Mutter-Sohn-Regel nach *Bischko (Energiekreislauf):* KS-3E-G-Le bilden in dieser Reihenfolge eine Kette der Stärkung, umgekehrt eine Kette der Schwächung.
Zyklen der fünf Elemente: 0

5.6.3 *Lunge/Dickdarm, Magen/Milz-Pankreas*

Nach der *Außen-Innen-Regel* bilden Lu und Di sowie MP und M jeweils ein Paar.

Nach der *Oben-Unten-Regel* gehören die beiden Yin-Meridiane Lu und MP im Tai Yin, die beiden Yang-Meridiane Di und M im Yang Ming zusammen.

Nach der *Mutter-Sohn-Regel der Fünf-Elementen-Lehre* ist die Erde (MP/M) die Mutter des Metalls (Lu/Di); MP/M stärken Lu/Di, Lu/Di schwächen MP/M.

Mutter-Sohn-Regel nach Bischko (Energiekreislauf):

Lu-Di-M-MP bilden in dieser Reihenfolge eine Kette der Stärkung, umgekehrt eine Kette der Schwächung, d. h. genau umgekehrt wie in der Fünf-Elementen-Lehre.

Zyklen der fünf Elemente: Mutter-Sohn-Beziehung.

5.7 Zusammenfassende Tabellen der Meridian-Beziehungen

5.7.1 *Außen-Innen-Regel*

Tab. 34

Yin-Meridian Innen	Yang-Meridian Außen
Herz Niere KS Leber Lunge Milz/Pankreas	Dünndarm Blase 3E Gallenblase Dickdarm Magen

5.7.2 *Oben-Unten-Regel*

Tab. 35

	Lokalisation an Extremitäten	Gemeinsamer Name	„Oben" Arm	„Unten" Bein
Innen Yin	vorne Mitte hinten	Tai Yin Jue Yin Shao Yin	Lunge KS Herz	Milz/Pankreas Leber Niere
Außen Yang	vorne Mitte hinten	Yang Ming Shao Yang Tai Yang	Dickdarm 3 E Dünndarm	Magen Gallenblase Blase

5.7.3 Mutter-Sohn-Regel nach der Fünf-Elementen-Lehre

Tab. 36

Mutter stärkt Sohn			Sohn schwächt Mutter		
Le/G	stärken	H/Dü	H/Dü	schwächen	Le/G
H/Dü	stärken	M/MP	M/MP	schwächen	H/Dü
M/MP	stärken	Lu/Di	Lu/Di	schwächen	M/MP
Lu/Di	stärken	N/B	N/B	schwächen	Lu/Di
N/B	stärken	Le/G	Le/G	schwächen	N/B

5.7.4 Mutter-Sohn-Regel nach Bischko

Tab. 37

Mutter stärkt Sohn			Sohn schwächt Mutter		
H	stärkt	Dü	Dü	schwächt	H
Dü	stärkt	B	B	schwächt	Dü
B	stärkt	N	N	schwächt	B
N	stärkt	KS	KS	schwächt	N
KS	stärkt	3E	3E	schwächt	KS
3E	stärkt	G	G	schwächt	3E
G	stärkt	Le	Le	schwächt	G
Le	stärkt	Lu	Lu	schwächt	Le
Lu	stärkt	Di	Di	schwächt	Lu
Di	stärkt	M	M	schwächt	Di
M	stärkt	MP	MP	schwächt	M
MP	stärkt	H	H	schwächt	MP

5.7.5 Zyklen der fünf Elemente

Tab. 38

Zyklen der fünf Elemente, z. B. Zyklus der Hemmung, Kontrolle			
Das Holz hält die Erde im Zaum	Le/G	kontrolliert	MP/M
Die Erde hält das Wasser im Zaum	MP/M	kontrolliert	N/B
Wasser hält das Feuer im Zaum	N/B	kontrolliert	H/Dü
Feuer hält Metall im Zaum	H/Dü	kontrolliert	Lu/Di
Metall hält das Holz im Zaum	Lu/Di	kontrolliert	Le/G

6. Einige Prinzipien der TCM-Diagnostik und Therapie

6.1 TCM-Diagnostik nach den acht Prinzipien

Jeder Therapie im Sinne der TCM muß eine genaue Diagnostik vorangehen, denn aus der Diagnose ergibt sich automatisch eine Therapie, wenn man die Regeln kennt. Insofern unterscheidet sich die TCM ja nicht so sehr von unserer Medizin: Auch bei uns ergibt sich die Therapie aus der Diagnose. Der wesentliche Unterschied zwischen TCM und unserer Medizin liegt aber darin, daß unsere Medizin vor allem Befunde zu sanieren versucht, während die TCM sich immer nach dem Befinden und dem Empfinden des Patienten richtet. Der moderne Akupunkturarzt wird sich selbstverständlich nicht nur auf das subjektive Empfinden des Patienten verlassen – ein Arzt, der sich mit komplementärer Medizin beschäftigt, darf keinen Tumor übersehen! Daher sind wir gezwungen, zwei Diagnosen zu stellen: eine konventionell westliche und eine traditionell chinesische.

6.1.1 *Die vier diagnostischen Schritte*

Die diagnostischen Schritte erinnern stark an unseren guten alten Hausarzt:
1. *Inspektion:* Beobachtung von Ausdruck, Farbe, Gesamterscheinung, der fünf Sinnesorgane, der Zunge und der Exkrete, der Körperausscheidungen. Die vielzitierte Zungendiagnostik ist also nur ein Teil der Inspektion.
2. *Hören* und *Riechen:* Beachtet werden Sprache, Atmung und Geruch.
3. *Befragung:* Gefragt wird nach „*Krankheitsursachen*" der TCM, d. h. nach Faktoren, die der Patient als Krankheitsursachen empfindet, wie Kälte, Wind, Feuchtigkeit etc. und nach dem *subjektiven Empfinden* des Patienten: ob ihm heiß oder kalt ist, wie die Schmerzen sind, ob sie anfallsweise oder dauernd bestehen usw.
4. *Palpation:* der schmerzenden Körperregionen und des Pulses – die „Pulsdiagnostik" systematisiert diese Palpationsergebnisse.

Befragung und Untersuchung des Patienten erfolgen in Hinblick auf die „acht Prinzipien".

6.1.2 *Die acht Prinzipien*

Eigentlich handelt es sich um vier Prinzipienpaare, wobei Yin und Yang als Leitprinzipien den anderen Prinzipien übergeordnet sind. Für Diagnose und Therapie sind die untergeordneten Prinzipien ausschlaggebend!

Tab. 39

Prinzip	Fragen	Leitsymptome	Yang heißt	Therapie	Yin heißt	Therapie
Außen/Innen	Wo? Wie tief eingedrungen? Prognose? **Akupunktur primär/sekundär?**	Lokalisation, Puls, Zunge verändert?	Außen – Haut, Bewegungsapparat. *Puls, Zunge* kaum verändert.	Akupunktur primär. Punkte mit Lokalbezug – auf betroffenem Meridian oder Partner.	Innere Organe. *Puls, Zunge* verändert.	Akupunktur sekundär, Hohlorgane: AP, unterer He-Punkt. Parenchymatöse Organe: QuP, AP, ZP.
Hitze/Kälte	Wie? Temperatur? Temperaturtoleranz? Geschwindigkeit? **Reizart?**	Farbe, Geschwindigkeit, Aversion gegen Hitze oder Kälte?	Feuer – rot, gelb, grau, schnell, Hitzeaversion. *ZK*: rot, *ZB*: gelb.	Hitzepunkte[1], kein Moxa.	Wasser, Kälte, weiß, langsam, *ZK, ZB*: weiß.	Wärme zuführen – Moxa!
Fülle/Mangel	Wie? Menge? Drucktoleranz? **Reiztechnik? Akupunktur primär/sekundär?**	Zu viel/zu wenig? Laut/leise? Kräftig/schwach? Druck angenehm/unangenehm?	Viel, kräftig, laut, voll, geschwollen, Druck unangenehm, *Puls*: kräftig, *ZK*: normal oder dick, *ZB*: dick.	Sedierende Akupunktur primär, bluten lassen, blutig schröpfen.	Wenig, kraftlos, leise, leer, dünn, atrophisch, Druck angenehm, *Puls*: kraftlos, *ZK, ZB*: dünn.	Tonisierende Akupunktur, Pharmatherapie wichtiger als Akupunktur.
Yin/Yang	Gesamtaspekt – Tendenz. **Wesentlich ist, die Symptome nicht nur Yin oder Yang, sondern den einzelnen untergeordneten Prinzipien zuzuordnen, weil jedes einzelne untergeordnete Prinzip eine spezifische therapeutische Vorgangsweise erfordert, die wie bei einem Puzzlespiel kombiniert werden muß!** Beispiel: Fülle-Hitze erfordert Hitzepunkte[2] mit sedierender Technik, Mangel-Hitze erfordert Stärken der Niere, der Basis von Yin und Yang!					

Abkürzungen: AP: Alarmpunkt; QuP: Quellpunkt; ZP: Zustimmungspunkt; ZK: Zungenkörper; ZB: Zungenbelag.

[1] Hitzepunkte: 1. oder 2. Meridianpunkt, proximal von den Akren. Standardprogramm: Di 4, Di 11, LG 13B nach Bischko – entspricht LG 14 chinesisch – Dazhui.
[2] Hitzepunkte siehe Fußnote 1.

6.2 Kriterien der Punkteauswahl

Für die Auswahl der Therapieform überhaupt und allenfalls der Akupunkturpunkte sind verschiedene Kriterien maßgeblich. Dazu gehören:
6.2.1 *Kriterien der Krankheit* und
6.2.2 *Kriterien des Patienten*

6.2.1 Kriterien der Krankheit

6.2.1.1 *Ort der Beschwerden*

Bedeutung: Der betroffene Meridian, das betroffene Organ bestimmen die zu nadelnden Meridiane.

Das heißt einfach ausgedrückt: man schaut zuerst, welcher Meridian betroffen ist und findet dadurch den zu behandelnden Meridian bzw. Funktionskreis.

Bei Erkrankungen des Bewegungsapparates ist das einfach: Man schaut, welcher Meridian am Ort des Schmerzes verläuft und wählt dann die entsprechenden Punkte nach den untenstehenden Regeln:

Will man eine Region des Körpers erreichen, dann hat man mehrere Möglichkeiten:
entweder über lokale Punkte
oder über Punkte auf dem betroffenen Meridian
oder über Punkte auf dem nach der Außen-/Innen-Regel gekoppelten
oder über Punkte auf dem nach der Oben-/Unten-Regel gekoppelten Meridian.

Bei inneren Erkrankungen gilt genau die gleiche Regel. Der Behandler muß allerdings wissen, was alles zum Funktionskreis im Sinne der TCM gehört. Denn die „Klassik" hat vor allem dort ihre Meriten, wo man bei der Behandlung psychosomatischer Erkrankungen nicht weiterkommt. Besonders wichtig sind diese Kenntnisse bei der Behandlung psychosomatischer und neurasthenischer, oft nur schwer faßbarer Beschwerden, speziell dann, wenn keine Organmanifestation vorliegt. Da hilft es dem Behandler, wenn er weiß, welches subjektive Empfinden der Beschwerden, der Schmerzart, welche Emotion, welche Auslösefaktoren zu welchem Meridian gehören.

6.2.1.2 *Dauer der Beschwerden*

Bedeutung: Mehr Fern- oder mehr Lokalpunkte? Je akuter, desto mehr Fernpunkte, je älter, desto mehr Lokalpunkte.

Mehr Yin- oder mehr Yang-Meridiane? Je akuter, desto mehr Yang, je chronischer, desto mehr Yin-Meridianpunkte.

6.2.1.3 *Art der Beschwerden* — Charakteristik des Schmerzes (dumpf oder hell, krampfartig oder stechend usw.)

Bedeutung: Im System der Entsprechungen findet sich auch zu jedem Funktionskreis gehörend eine „Schmerzqualität", die im Sinne der ganzheitlichen Sicht der TCM zu den anderen Faktoren im Funktionskreis „paßt":

Wind, krampfartige Schmerzen, Koliken, plötzlich auftretende Schmerzen (Neuralgien!), Schwindel, das „Zusammendrehen" gehören zu Leber/Gallenblase.

Hitze, brennende Schmerzen, Brennen überhaupt gehören zu Herz/Dünndarm.

Feuchtigkeit, Blasen, Schmerzen mit Schweregefühl, Ödeme, Bewegungsarmut gehören zu Milz/Pankreas/Magen.

Trockenheit, Jucken gehören zu Lunge/Dickdarm.

Kälte, Angst vor Kälte, Kältegefühl und bohrende tiefe Schmerzen gehören zu Niere/Blase.

Beispiel: So gehört das Anfallsleiden (Trigeminusneuralgie), der Krampf (Kolik), aber auch das plötzlich auftretende Leiden mit der windschiefen Verziehung (idiopathische Facialisparese) zu den Krankheiten mit der Charakteristik des plötzlich von irgendwoher überraschend und unberechenbar kommenden Windes. Man wird versuchen, Punkte auf den zugehörigen Meridianen von Gallenblase und Leber oder ihrer Partner nach der Oben-Unten-Regel (3E und KS) ins Programm einzubauen.

6.2.1.4 *Stärke der Beschwerden* — Schmerzen leicht, mittel oder unerträglich?

Bedeutung: Wahl der Reizstärke. Je stärker der Schmerz, desto stärker der notwendige Reiz.

6.2.1.5 *Ursache der Beschwerden* nach den Grundsätzen der TCM; hierbei spielt eine große Rolle das subjektive Empfinden des Patienten: Beispielsweise „Kälte" als Krankheitsursache oder „Wind, Zugluft" gibt es in unserer Medizin nicht; in der TCM sind es häufige Krankheitsursachen. Der Patient empfindet diese „äußeren Faktoren" (aber auch innere Faktoren wie z. B. Zorn oder Trauer) als Krankheitsursache. Da die TCM aus einer Zeit stammt, wo man weder Bakterien und Viren noch Antibiotika und Virustatika kannte, richten sich Diagnose und Therapie der TCM nach diesen einfachen, vom Patienten empfundenen Kriterien der Erkrankung.

6.2.1.6 *Tiefe des Eindringens — Schwere der Krankheit*

Je tiefer eine Krankheit eingedrungen ist, desto schwerer ist sie und desto schlechter ist sie behandelbar.

Nach TCM-Vorstellung dringen pathogene Faktoren von außen nach innen ein. Daher kommt den verschiedenen Körperschichten eine Bedeutung sowohl für die Schwere der Erkrankung als auch für die Stichtiefe zu.

6.2.2 *Kriterien des Patienten*

6.2.2.1 *Konstitution,* der anlagebedingte Zustand (handelt es sich um einen athletischen, leptosomen oder einen pyknischen Patienten?) und

6.2.2.2 *Kondition,* der momentane Zustand, ergeben zusammen den 6.2.2.3 *Allgemeinzustand* des Patienten. Ein von seiner Anlage her durchaus kräftiger Patient kann durch längere Krankheit in den Zustand der Schwäche gelangen. Unterschieden wird ganz genau, ob sich der Patient in einem Zustand der Fülle oder der Leere, des Überflusses oder des Mangels befindet. Mangel- oder Überfluß-Zustand beim Patienten erkennt der Arzt am äußeren Aspekt und durch die Puls- und Zungendiagnostik.

Mangel- (Deficiency-) oder Fülle- (Exzeß-)Syndrom einzelner Organe wird mittels Pulsdiagnostik und aus der Anamnese festgestellt.

6.2.3 *Bedeutung* für die Therapie
Wahl der Reizart:
bei Fülle, Überfluß, „Exzeß" muß reduziert werden,
bei Mangel muß gestärkt werden.

Früher haben wir statt reduzieren und stärken „tonisieren und sedieren" gesagt und dazu Silber- oder Goldnadeln verwendet. Heute verwendet man dazu verschiedene Reizarten, und zwar

zur Reduktion   starke Reize
zur Stärkung   schwache Reize

6.2.4 *Nadelmanipulationstechniken*

Auch in China gibt es keine einheitliche Meinung zu den Nadelmanipulationstechniken: Während manche der Ansicht sind, die Differenzierung in „starke" und „schwache" Nadelreize genüge, beherrschen andere die Kunst sehr verschiedener Nadelreiztechniken mit teilweise sehr poetischen Namen: z. b. „Der weiße Tiger schüttelt sein Haupt" oder „Den Berg unter Feuer setzen".

Bei den einfacheren Behandlungen, wie beispielsweise bei den meisten Erkrankungen des Bewegungsapparates, jedenfalls sagen die Chinesen, ihre Behandlung sei weder stärkend noch schwächend, sondern „neutral".

6.3 Übersicht zur Akupunktur-Therapiewahl

6.3.1 *Ort der Beschwerden*

Der betroffene Meridian, das betroffene Organ bestimmen die zu nadelnden Meridiane.

a) Lokale Punkte im Beschwerdenareal.
b) Regional wirksame Punkte, z.B. Di 15 wirkt auf die ganze vordere Schulterpartie und auf den Arm (Meisterpunkt Arm).
c) Überregional wirksame Punkte, z.B. LG 13, lt. *Bischko* auf dem Dornfortsatz des siebten Halswirbels, hat Verbindung zu praktisch allen Yang-Meridianen.
d) Fernpunkte: Auf betroffenem Meridian oder einem seiner Partner, womöglich identisch mit
e) Punkte mit ausgeprägter Allgemeinwirkung, z. B. M 36, Di 4, H 3 etc.

Bin ich mir über den Ort der Beschwerden klar, dann muß ich überlegen, über welche Punkte ich ihn erreichen will.

Jede Region des Körpers, jedes Organ ist zu erreichen
1. über den betroffenen Meridian selbst,
2. über dessen Partner nach Regeln.
   a) Oben-Unten-Regel / Yang-Yang, Yin-Yin
      Bei akuten Erkrankungen des Bewegungsapparates Di-M, Dü-B, 3E-G, Lu-MP, H-N, KS-Le,
   b) Außen-Innen-Regel
      Di-Lu, M-MP, Dü-H, B-Nie, 3E-KS, G-Le.
      Bei lange dauernden oder chronischen Erkrankungen, z.B. bei einer alten Trigeminusneuralgie oder bei einer verschleppten Er-

kältung, nicht nur „betroffene" Yang-Meridiane (Di, M) verwenden, sondern Punkte auf dem entsprechendem Yin-Partner dazugeben! (Z. B. Lu 7 oder Lu 9; MP 6).

c) „Energetische Akupunktur" nach den Mutter-Sohn-Regeln, siehe Seite 58 ff., und nach der Fünf-Elementen-Lehre, siehe Seite 36 und 49 ff.

6.3.2 *Dauer der Beschwerden*

ist ausschlaggebend dafür, ob lokale oder mehr Fernpunkte, mehr Yin- oder mehr Yang-Meridiane gewählt werden:

1. akut, subakut oder chronisch

Je akuter das Leiden,	Je chronischer das Leiden,
desto mehr Fernpunkte,	desto mehr lokale Punkte,
desto mehr Yang-Meridiane.	desto mehr Yin-Meridiane.

6.3.3 *Ursache und Art der Krankheit*

6.3.3.1 Äußere und innere Faktoren als Ursache und als Charakteristikum der Krankheit:

Äußere Faktoren dringen aus der Umwelt ein, verursachen zuerst Beschwerden in Haut und Bewegungsapparat und greifen – wenn die Abwehr zu schwach ist oder wenn eine Vorschädigung durch innere Faktoren vorliegt – auch innere Organe an.

Tab. 40: Krankheitsursachen

Äußere Faktoren	innere Faktoren	zugeordnet
Wind	Zorn	Le/G
Hitze	Freude	He/Dü
Feuchtigkeit	Nachdenklichkeit	MP/M
Trockenheit	Trauer	Lu/Di
Kälte	Angst	N/B

6.3.3.2 *Bischko* interpretiert die äußeren und inneren Faktoren der TCM als „Modalitäten":

Tab. 41: Äußere und innere Faktoren der TCM entsprechen den „Modalitäten" nach *Bischko*

	Einfluß von:	
außen		innen
Wetter		Hormone
Nahrungsmittel		Psyche
Allergene		

Tab. 42: Art/Charakter der Beschwerden und zugeordneter Funktionskreis

Charakter der Beschwerden	Funktionskreis
Krampf, Anfall	Le/G
Brennen	He/Dü
feucht, schwer, schleimig	MP/M
trocken, juckend	Lu/Di
Kältegefühl, Angst vor Kälte	N/B

6.3.4 Mangel oder Überfluß

Tab. 43

Beruht die Erkrankung auf Mangel oder Überfluß?
Muß stärkend oder reduzierend behandelt werden?
Das Auswahlkriterium Reizstärke richtet sich nach:
1. Allgemeinzustand des Patienten, Konstitution
2. Stärke der Schmerzen

6.3.5 Auswahlkriterium Reizstärke

Tab. 44

Je stärker Patient	je schwächer der Patient
Je akuter der Schmerz	je chronischer der Schmerz
desto stärkerer Reiz	desto schwächerer Reiz
desto mehr „Yang"	desto mehr Yin
„reduzieren", „sedieren"	„stärken", „tonisieren"

Tonisieren und sedieren, stärken und reduzieren
Geschieht durch
1. Reizstärke: starker Reiz sediert — Überfülle wegnehmen
   schwacher Reiz tonisiert — Mangel auffüllen,
2. Reizart: verschiedene Stimulationstechniken, z. B. Bluten lassen, Schröpfen zum Wegnehmen der Überfülle, milde Stimulation mit Betonung auf „Hinein" zum Auffüllen von Mangelzuständen.

6.3.6 Auswahlkriterium Reizart

1. Schmerzart
2. Empfinden des Patienten

Bei „Kälte-Krankheit", d. h. Kälte als „Ursache" (Erkältung, Gelenkbeschwerden mit Verschlechterung bei Kälte) oder als subjektives Empfinden des Patienten (Frösteln bei steigendem Fieber, Kältegefühl in schmerzenden Gelenken), verlangt der Patient nach Behandlung mit Wärme.

Tab. 45

7. Menschentypen[1])

Organ/Emotion	Gesamterscheinung, Körper	Psyche, Geist	Charakter	Anfällig auf Krankheit/Psychose	Idealberuf	Patient braucht
Leber/Zorn	Pykniker Athlet; oft dicker Bauch, Augen blitzend blutunterlaufen/wie Stier	aktiv, aggressiv, Macher, spontan emotionell	aufbrausend, oft unbedacht, vergißt rasch	Hypertonie, Plethora vera, Leberzirrhose, Alkoholismus, Delirium tremens, aggressive Psychosen	Gastwirt, Manager, Wirtshauspolitiker, Vereinsobmann	Action! Muß selbst etwas tun können – Handlungsbedarf
Herz/Freude	Leptosom oder zarter Pykniker/wie Lerche	sich verausgabend, spontan	kommunikativ, freundlich, kontaktfreudig, freudig aufopfernd, läßt sich für Anerkennung ausnützen	Herzinfarkt, Angina pectoris; Burnout, Manie	Geliebte, Edelkurtisane, Schauspieler, Künstler (braucht Beifall)	Liebe, Sympathie, Zuneigung von beiden Seiten
Milz/Grübeln, Sorge	Pykniker, Athlet, oft dick, gedunsen/wie Wiederkäuer	nachdenklich, rationell, nimmt alles schwer, frißt in sich hinein	Denker, Grübler, nachtragend, oft träge	Diabetes, Meteorismus, Apoplexie; Paranoia querulans, Depression, Hypochondrie	Philosoph, Denker	Rationalisierung, Motivation, Patienten oft hypochondrisch!
Lunge/Trauer, Melancholie	Astheniker, TBC – Patient/Kranich – in den Lüften schwebend	introvertiert, kreativ, phantasievoll	leicht depressiv durch äußere Ereignisse, weltfremd	zugluftempfindlich, Erkältung, Respirationstrakt, TBC, exogene Depression, Schizophrenie, Suizid	Dichter, Lyriker, Künstler (im stillen Kämmerlein)	Ablenkung, Kontakt, braucht lösbare Aufgabe
Niere/Angst, Schreck	Astheniker, Athlet/ ängstlich wie Hase, starr wie Schildkröte	beharrlich, verläßlich	schwer anpassungsfähig, grundsatztreu, unbeweglich, starr – "verkrustete Strukturen"	kälteanfällig, Bewegungsapparat, Sexualstörung, katatoner Stupor	Beamter, Altpolitiker	braucht Wärme, Stütze, muß aufgerichtet werden, Be**hand**lungsbedarf, Stützkorsett

[1]) Nach Anregungen von Linnemayr, Wancura, Gleditsch und eigenen Ideen.

Weiterführende Literatur

[1] Beijing, Shanghai, Nanjing College of Traditional Chinese Medicine/The Acupuncture Institute of the Academy of Traditional Chinese Medicine (1979): Essentials of Chinese Acupuncture. Foreign Language Press, Beijing.
[2] *Bergsmann, O.; Meng, A.* (1982): Akupunktur und Bewegungsapparat – Versuch einer Synthese. Karl F. Haug Verlag, Heidelberg.
[3] *Bischko, J.* (1983): Einführung in die Akupunktur, 13. Aufl., Karl F. Haug Verlag, Heidelberg.
[4] *Chen Xinnong* (Hg.) (1987): Chinese Acupuncture and Moxibustion. Foreign Language Press, Beijing.
[5] *Chongguang Buzhu Huangdi Neijing Suwen:* Kommentierte Ausgabe des Inneren Klassikers des Gelben Kaisers, elementare Fragen. In Wang Yangming: Sibu Congkan, 100bändige Ausgabe des Shangwu Yinshuguan, Taiwan, 1979, Band 19, 1–203.
[6] *Fung Yulan:* Short History of Chinese Philosophy. (Erstausgabe 1948, 1966 Paperback). The Free Press, New York, Collier MacMillan Ltd., London.
[7] *Heine, H.* (1988): Anatomische Struktur der Akupunkturpunkte. Dtsche. Zschr. f. Akupunktur, 31. Jg./4, 26–30.
[8] *Huangdi Neijing Suwen:* Innerer Klassiker des gelben Kaisers, elementare Fragen. (Ca. 300–100 v. Chr.). Siehe Chongguang Buzhu Huangdi Suwen und Übersetzungen siehe Schnorrenberger, Van Nghi, Veith.
[9] *Kaptchuk, Ted* (1990): Das große Buch der Chinesischen Medizin. Scherz Verlag, Bern, München, Titel des Originals: The Web Has No Weaver. Understanding Chinese Medicine. Copyright 1983.
[10] *Kellner, G.* (1966): Bau und Funktion der Haut. Dtsche. Zschr. f. Akupunktur, 9. Jg./1, 1–16.
[11] *Kitzinger, E.* (1995): Der Akupunktur-Punkt. Topographie und Chinesische Stichtechnik, 2. Auflage, Verlag Wilhelm Maudrich, Wien – München – Bern.
[12] *König, G.; Wancura, I.* (1995): Praxis und Theorie der Neuen Chinesischen Akupunktur, Band I, 3. Auflage, Maudrich Verlag, Wien – München – Bern.
[13] *Kubiena, G.* (1989): Kleine Klassik für die Akupunktur. 1. und 2. Auflage (1990), Karl F. Haug Verlag, Heidelberg.
[14] *Kubiena, G.; Meng, A.; Petricek, E.; Petricek, U.* (1991): Handbuch der Akupunktur – der traditionell chinesische und der moderne Weg. Orac-Verlag, Wien.
[15] *Kubiena, G.; Meng, A.* (1994): Die neuen Extrapunkte in der chinesischen Akupunktur. Lehrbuch, Atlas und Behandlungsprogramme mit den von der WHO empfohlenen und in China gesetzlich festgesetzten 48 Extrapunkten. Verlag Wilhelm Maudrich, Wien – München – Bern.
[16] *Liu Bing Quan* (Kompilator) (1988): Optimum Time for Acupuncture. A Collection of Traditional Chinese Chronotherapeutics. Shandong Science and Technology Press, 868–974.
[17] *Maciocia, Giovanni* (1994): Die Grundlagen der Chinesischen Medizin. Verlag für Traditionelle Chinesische Medizin Dr. Erich Wühr, Kötzting, Bayer. Wald. (Englische Erstausgabe 1989).
[18] *Maresch, O.* (1966): Das elektrische Verhalten der Haut. Dtsche. Zschr. f. Akupunktur, 9. Jg./2, 33–55.
[19] *Meng, A. C. L.* (1980): Akupunktur für mäßig Fortgeschrittene, Bildband, 2. Aufl. Karl F. Haug Verlag, Heidelberg.
[20] *Nissel, H.; Schiner, E.* (1990): Akupunktur, eine Regulationstherapie. Facultas Verlag, Wien.

[21] *Porkert, M.* (1982): Die chinesische Medizin. Econ Verlag, Düsseldorf–Wien.
[22] *Ross, Jeremy* (1984): Zang Fu. Die Organsysteme der traditionellen chinesischen Medizin. Funktionen, Beziehungen und Disharmoniemuster in Theorie und Praxis. Übersetzung: Wolfgang Schreiner. Medizinisch-literarische Verlagsgesellschaft mbH Uelzen. Englische Erstausgabe 1984, Deutsche Auflage 1992.
[23] *Schnorrenberger, C.; Kiang Ching-Lien* (Hg. und Übersetzer) (1974): Klassische Akupunktur Chinas. Ling Kü King. Des gelben Kaisers Lehrbuch der inneren Medizin, 2. Teil. Hippokrates Verlag Stuttgart.
[24] *Van Nghi, Nguyen* (1984): Hoang Ti Nei King So Quenn. (Uelzen, Medizinisch-literarische Verlagsgesellschaft mbH, 1977): Deutsche Übersetzung aus dem Französischen: Heinke Wolfgang.
[25] *Veith, Ilza:* The Yellow Emperor's Classic of Internal Medicine. (New Edition, University of California Press 1949 und 1972). Zit. b. Van Nghi.
[26] *Zeitler, H.* (1983): Meridiane, ihre Punkte und Indikationen, Band 0.4, Lehrbuchreihe: Wissenschaftliche Akupunktur und Auriculomedizin, Hrsg. Bahr, Vieweg Braunschweig.

Register

Abwehr-Qi 22, 23
Affection 60
Aktivität 47
Akupunktur 15, 20, 27
—, energetische 61
—, symptomatische 62
—, Therapiewahl 87
Allgemeinzustand 86
Anfall 89
Angst 30, 47
Animo 31
Ankunft des Qi 21
Aroma 25, 40, 42
Astronomie, astronomisch 32
Atmung 31, 46, 48
Außen-Innen 83
Außen-Innen-Regel 79, 80, 87
Außen-Regel 84
Außen-/Innen-Yang-Yin-Regel 73
Aufnahme 31
Aufnehmen 36, 46
Auge 39, 43
Ausscheidung 31, 47

Ben-Punkt 70
Beschwerden, Art 85
—, Charakter 89
—, Dauer 84, 88
—, Ort 84
—, Stärke 85
—, Ursache 85
Bewahren 36, 47
Bewahrer 28, 41
Bewegung 31, 43
Beziehungen nach Meridianregeln 79
Beziehungen, pathologische 54
—, physiologische 54
Biao-Li 83
Bindegewebe 45
Biorhythmus 25, 32
Blut 23
Blutspeicher 31, 43
Blutzirkulation 23
Brennen 89

De-Qi-Gefühl 21
Deficiency 86

Denken 44
Diagnostik 15
Dickdarm-Meridian 71
Digestion 48

Eindringen, Tiefe 86
Element 36, 41
Emotion 25, 30
Energie 31
Energiekreislauf 32, 76, 77
Energieumlauf 77
Entsprechungen 24, 28, 41
Entstehen 36, 43
Erde 36, 45, 49, 50, 51, 52, 54, 55
Erkrankungen, psychosomatische 84
Erschrecken 30
Esprit 31
Essen 31, 45
Essenz 23
Exzeß 86

Faktoren, äußere 25, 31, 41, 75, 76, 85, 88
—, innere 30, 41, 64, 65, 86, 88
—, pathogene 22
Farbe 25, 36, 41
Fernpunkte 75, 84, 87, 88
Feuchtigkeit 31, 45
Feuer 36, 44, 48, 49, 50, 51, 52, 54, 55
Fördern 60
Förderung 54, 55, 65, 72
Freude 30, 44, 48
Frühling 43
Frühsommer 44
Fu 41
Fu-Organe 28, 29, 37
Fünf Elemente 27, 50, 51, 52, 53, 54, 67, 72, 69, 79,
Fünf-Elementen-Lehre 49, 61, 76, 77, 81
Funktion, komplexe 31
Funktionskreis 24, 25, 41, 42, 84
Funktionskreis „Herz" 26

Gefäß-Nerven-Bündel 44
Gefäßsystem 31

93

Gehör 47
Geschmackssinn 45
Gleichgewicht 55
Gleichgewicht von Yin und Yang 18
Goldnadeln 86
Großhirn 31, 44
Guan 42
Guan-Öffner 39

Han-Re 83
Haut 36, 46
Haut/Haar 39
He 68
Hektik 48
Hemmung 54, 56, 61, 64
Herbst 46
Hervorbringen 60, 61
Hervorbringung 53, 55
Herz 25, 26, 44
Herz-Meridian 70
Herz/Dünndarm 44, 79
Himmelsrichtung 25, 34, 41
Hitze 31, 44, 48
Hitze-Krankheit 25
Ho-Punkt 69
Hohlorgane 37, 41
Holz 36, 43, 49, 50, 51, 52, 54, 55

Immunsystem 22
Innen-Regel 84
Innenleben 41
Intellekt 31, 44, 48
interacting 56
Jahreszeit 25, 33, 34, 41, 42

Jin 68
Jucken 85

Kälte 31, 47, 85
Kälte-Krankheit 89
Kälte-Wärme 83
Kältegefühl 89
Knochen 39, 47
Kommunikation 28
—, Makrokosmos 36
—, Mikro- und Makrokosmos 42
—, Mikrokosmos 36
Kommunikationsorgan 39
Kondition 86
Konstitution 21, 86
Körperflüssigkeit 23

Körperinneres (Li) 25
Körperoberfläche (Biao) 25
Körperschicht 25
Krampf 89
Krankheitssymptome 25
Krankheitsursache 25, 86
Kreislauf 31, 44, 48
Kreislauf der Schwächung nach Bischko 78
Kreislauf der Stärkung nach Bischko 78
Kreislauf-Sexualität/Dreifacher Erwärmer 79
Kriterien, Krankheit 84
KS—3 E 48

Leber-Meridian 70
Leber/Gallenblase 42, 79
Leere-Fülle 83
Lippen 39, 45
Logorrhoe 44, 48
Lokalpunkte 84
Lunge/Dickdarm 46, 80

Magen/Milz-Pankreas 80
Makrokosmos 25, 28, 31, 41
Mangel 86, 89
Manie 44, 48
Mensch 41
Menschentypen 90
Meridian 12, 20, 27, 37
—, betroffener 37, 73, 84, 87
—, Beziehungen 80
Meridiane 24, 36, 73, 75
—, funktionelle 48
—, gekoppelte 37
Meridianpaar 41, 42
Meridianverteilung 38
Metall 36, 46, 49, 50, 51, 52, 54, 55
Mikrokosmos 25, 28, 41
—, Mensch 27
Milz/Pankreas-Magen 45
Milz/Pankreas-Meridian 71
Mitte 45
Modalitäten 30, 31
Monade 16
Moral 31
Mund 39, 45
Muskel 39, 43
Muskulatur 45
Mutter 54

Mutter-Sohn-Beziehung 62
—, pathologische 60
Mutter-Sohn-Regel 59, 64, 67, 72, 76, 77, 81
— nach Bischko 77, 79, 81
— nach den Fünf-Elementen 79

Na Zhi 33
Nadelmanipulationstechniken 87
Nahrungsaufschließung 31
Nase 39
Nerven 39, 43
Niere/Blase 47, 79
Norden 47

Oben-/Unten-Regel 75, 79, 80, 84, 87
Oben-/Unten-Yang/Yang/Yin/Yin-Regel 73
Oben-Unten-Regel/Yang-Yang-Yin-Yin 74
Öffner 39, 42
Ohr 39, 47
Organe, parenchymatöse 28, 37, 41
Organuhr 32, 42
Organzuordnung 67
Osten 43

Patienten, Kriterien 86
Perikard 48
Phasen 51
Praxis 70
Prinzipien, acht 82, 83
Prognose 40
Puls 20
Pulsdiagnostik 62, 86
Punkte, antike 67, 68, 69, 72
—, lokale 87
— mit ausgeprägter Allgemeinwirkung 87
—, regional wirksame 87
—, überregional wirksame 87
Punkteauswahl 84

Qi 20, 21
—, essentielles 21, 22
—, funktionelles 22
—, Gong 21
—, materielles 21, 22
—, nährendes 22, 23
—, Zirkulation 23
Quellen-Qi 21, 22

Reden 44, 48
reduzieren 86, 89
Reizart 86, 89
Reizstärke 85, 89
Reiztechnik 60
Respiration 48
Respirationstrakt 31, 46

Sammler 28, 41
Schicht 42
Schleimhaut 36
Schluchzen 46
Schmerzart 89
Schmerzen, brennende 85
—, krampfartige 85
Schreien 43
Schritte, vier diagnostische 82
Schwächung 54, 61, 63, 65, 66, 72
Schwarz 36, 47
Schwatzen 44, 48
Schweregefühl 85
Schwindel 85
Sedativpunkt 33, 67, 68, 70, 71, 72
Seele 48
Sehen 43
Sehnen 39, 43
Shu 68
Silbernadeln 86
Singen (Rülpsen) 45
Sinneswerkzeug 25
Sohn 54
Sohn-Mutter-Regel 63, 66
Sommer 48
Sorge 30, 45
Spätsommer 45
Sprache 44, 48
Sprechwerkzeug 25
Stagnation 23, 36, 47
—, Qi 20
—, Blut 20
Stärkung 62
— (Mutter-Sohn-Regel) 61
Stich, oberflächlicher 40
Stichtiefe 40, 86
Stofftransport 31
Stoffwechsel 43
Stoffwechselchemie 31
Stöhnen 47
Störungen 19
Subkutis 44, 48
Subkutis/Gefäß-Nerven-Bündel 39

Süden 44, 48
Syndrom 86
System, inneres 31

Tageszeit 25, 32, 33, 42
Taiji 21
TCM-Diagnostik 82
Therapie 82
Ti 42
Ti-Schicht 39
Tonisierungspunkt 33, 67, 68, 70, 71, 72
Traditionelle Chinesische Medizin (TCM) 15, 24
Trauer 30, 46
Trennung 46
Trockenheit 31, 46, 85
Typen 90

Überfluß 86, 89
Überwältigung 54, 57, 61
Umwandlung 45
Umwelt 31, 41
Urogenitale 47, 48
Urogenitaltrakt 31
Ursache und Art der Krankheit 88
Vegetativum 30
Verdauung 31, 43, 45, 48
Verfall 46
Verteilen 44
Verwertung 45
Viszeral-Reflex 52
Viszero-Reflex 52

Wachsen 36, 48
Wachstum 44
Wandlungsphase 36, 41, 50
Wärme 31
Wasser 36, 47, 49, 50, 51, 52, 54, 55
Westen 46
Westliche Medizin 24
Widerstand 54, 58, 61
Wind 43
—, Zugluft 31
Winter 47

Xu-Shi 83

Yang 17, 18
Yang-Meridian 28, 29, 37, 38, 88
Yin 17, 18, 68
Yin und Yang 16
Yin-Meridian 28, 29, 37, 38, 88
Yin-Partner 88
Yin-Yang 83
Yin-Yang/Innen-Außen-Regel 37
Yin-Yang-Gleichgewicht 19
— Prinzip 51

Zang 41
Zang-Organe 28, 29, 37, 62, 63
Zeit 32, 41
Zirkulation 20
ZNS 31
Zorn 30, 42
Zunge 39, 44, 48
Zungendiagnostik 62
Zyklen der fünf Elemente 79, 81
Zyklus 55

Weitere einschlägige Werke

aus dem

VERLAG WILHELM MAUDRICH

WIEN – MÜNCHEN – BERN

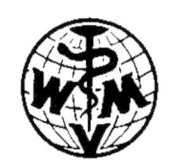

Prof. Dr. Gertrude KUBIENA
Chinesische Syndrome verstehen und verwenden

2. Auflage, 288 S., 7 Abb., 21x30 cm, geb., ISBN 3-85175-653-3, öS 750,-/DM 108,-/EUR 54,50
Traditionelle chinesische Syndromdiagnostik ist wie ein spannender Krimi, dessen Lösung die Therapie ist. Wie der gute Kriminalist muß der Arzt ein guter Beobachter sein, um Symptome wahrzunehmen. Um eine richtige traditionelle chinesische Diagnose zu erstellen, muß er aber wissen, *was* er überhaupt suchen und *wie und wo* er das Gefundene dann einordnen soll. Hat man einmal die Grundregeln der chinesischen Syndrome verstanden, dann stellen sie ein äußerst praxisorientiertes System dar, das nicht nur die Krankheit als isoliertes Geschehen erfaßt, sondern auch den Patienten und wie es ihm damit geht.
Mit Hilfe zahlreicher Tabellen bringt das Buch die chinesischen Syndrome in äußerst übersichtlicher Form. Es ist sowohl für Fortgeschrittene als auch für Anfänger geeignet (Grundlagen der Traditionellen Chinesischen Medizin im Anhang!), ist Lehrbuch und Nachschlagewerk zugleich und ist die Basis für das Verständnis zahlreicher anderer Publikationen über chinesische Syndrome.

Prof. Dr. Gertrude KUBIENA
Kräuterlieder der Traditionellen Chinesischen Medizin – Verstehen, verwenden und merken von über 70 Rezepten

Rezeptvorlagen, Kreuzreferenz der Einzeldrogen und Rezeptnamen in Englisch, Deutsch und Chinesisch. Mit 2 CD's: „Mnemotechnische Kräuterlieder"
288 S., 2 CDs, 21x30 cm, geb., ISBN 3-85175-748-3, öS 680,-/DM 98,-/EUR 49,42
Zweifellos das originellste und liebenswerteste Buch auf dem derzeit boomenden TCM-Markt! Die Autorin versteht es, profunde Information benutzerfreundlich und humorvoll zu transportieren. Die Rezepte sind für den Gebrauch in der täglichen Praxis bereits vorgedruckt, Leerzeilen ermöglichen Ergänzungen. Die Wirkungsweise der einzelnen Arzneidrogen und Rezepturen wird kurz und übersichtlich dargestellt. Die Indikationen und Symptome – sowohl im Sinne der Traditionellen Chinesischen Medizin, als auch der westlichen Medizin, finden sich bei jedem Rezept, aber auch – als besondere Hilfestellung – in Tabellenform, alphabetisch geordnet. Sowohl die TCM-Syndrom-Tabelle, als auch die Tabelle entsprechend der westlichen Medizin – ermöglichen nicht nur ein differenziertes Vorgehen nach beiden Medizinrichtungen, sondern sind auch von beträchtlichem didaktischem Wert zur Überprüfung und Ergänzung des eigenen Wissen.
Das Herzstück des Buches aber sind die „Kräuterlieder" selbst: alle erwähnten Rezepturen in Form heiterer Texte gereimt und zu bekannten Volks- und Studentenliedern gesungen. Die beiden CDs sind Meisterwerke einer neuen Form der Didaktik, sozusagen medizinisch-didaktische Kleinkunst. Schwungvoll zum Klingen gebracht von einem Meister der Tonkunst, frisch von der Leber weg gesungen von der Autorin selbst, machen die „Kräuterlieder" das Lernen der 74 Formeln zum Vergnügen: Je skurriler der Text, je komischer die Wortwahl, desto größer der Lerneffekt.
Zu guter Letzt findet sich noch ein ausführliches Glossar der chinesischen Ausdrücke, nebst Kreuzreferenzen der erwähnten Arzneidrogen und Rezepte, deren Namen auf Latein, Deutsch, Englisch und Chinesisch – in Schriftzeichen sowie Lautschrift mit Betonungszeichen. Daß die Autorin selbst das Layout und die Druckvorlagen erstellt hat, macht das Werk außerordentlich preisgünstig. Alles in Allem: ein Werk, das in keiner Bibliothek an TCM interessierter Mediziner fehlen darf!

In Vorbereitung: Gertrude KUBIENA und François RAMAKERS
Chronopunktur, die Methode der Meister – einfach und effizient
Akupunktur nach der energetischen Zeit. Mit einer CD als Berechnungsgrundlage
Ca. 160 Seiten + 1 CD, Format: 30 x 21 cm, kartoniert,
ISBN 3-85175-749-1, ca. ATS 800,-/ca. DM 114,30/ca. EUR 58,14

Chronopunktur – Akupunktur nach der energetischen Zeit – ist eine faszinierende, sanfte und äußerst effiziente Akupunktur-Technik. Das vorliegende Werk räumt auf mit der weit verbreiteten Meinung, Chronopunktur sei zu unbequem in der Anwendung, da man ja die Patienten nicht zu nachtschlafener Zeit bestellen könne, wenn die entsprechenden Punkte gerade „offen" sind. „Offen" ist nämlich niemals nur ein Punkt, sondern es sind stets deren mehrere und daher kann der Akupunkteur auswählen, ob einer davon für den Patienten gerade paßt. Chronopunktur arbeitet mit jenen Punkten, wo sich die Vitalenergie Qi im Augenblick gerade befindet. Daher erspart man sich und dem Patienten die bei der herkömmlichen Akupunktur notwendigen Nadelmanipulationen, mittels welcher Qi ansonsten zur Nadel „gelockt" werden muß und man kommt mit erheblich weniger Nadeln als üblich aus. Die Methode ist daher wie geschaffen für geschwächte, rekonvaleszente und ängstliche Patienten!

Das Spektrum der Chronopunktur reicht vom einfachem symptomatischen Einsatz der Shu-Transport-Punkte über den Gebrauch der Tonisierungs- und Sedativpunkte bis zur qualifizierten Anwendung der Kardinalpunkte und Wundermeridiane.

Nebst einer Einführung in die Berechnungsmethoden finden sich die offenen Punkte zu jeder Stunde in übersichtlichen Tabellen. Während bisher viele Akupunkteure sich vor der Berechnung scheuten – Mediziner sind eben keine Mathematiker – macht die beiliegende CD Chronopunktur zum Vergnügen: Man muß nur das aktuelle Datum und die lokale Zeitkorrektur eingeben, bestimmen ob Sommer- oder Winterzeit – und schon kann man jeden offenen Punkt zur aktuellen Uhrzeit ablesen und ausdrucken.

Alles in allem also ein Buch, welches den Alltag des Akupunkturarztes bereichert, die Arbeit erleichtert und den Weg zu optimalem Behandlungserfolg bei minimaler Anstrengung bereitet. Selbst altgediente Akupunkteure finden mit Vergnügen neue Aspekte und die CD ist so benutzerfreundlich gestaltet, daß selbst „Computer-Muffel" damit umgehen können.

Prof. Dr. Gertrude KUBIENA und Dr. Alexander MENG
Akupunktur – Arbeitsbuch für Fortgeschrittene
2. Auflage, 102 S., 8 Abb., zahlr. Tab., 21x28 cm, kart.,
ISBN 3-85175-669-X, öS 248,-/DM 35,-/EUR 18,02

Dieses Arbeitsbuch bringt die Theorien der Traditionellen Chinesischen Medizin (TCM) knapp und übersichtlich und ist sowohl auf Akupunkteure zugeschnitten, die mehr wollen als nach Rezept stechen, als auch auf alle, die sich die Grundlagen der Traditionellen Chinesischen Medizin erarbeiten. Es versteht sich als Anleitung zur Umsetzung der klassischen chinesischen Theorien in die Praxis. Dabei helfen Systematik und Gebrauchsanweisung der besonderen Punkte, die originale TCM-Diagnostik und ihre Wiener Modifizierung, eine übersichtliche Zusammenstellung chinesischer Syndrome, u. a. eine extrem knappe Zusammenstellung der wichtigsten Organsyndrome, Behandlungsanleitungen und eine Einführung in verschiedene Somatotopien. Komplizierte Inhalte werden so einfach und übersichtlich wie möglich dargestellt.

Das Arbeitsbuch ist keineswegs ein Ersatz für die vorhandene TCM- und Akupunkturliteratur, aber es ist ein wertvolles Lehr- und Nachschlagewerk. Der Inhalt ist systematisch nach den jahrzehntelangen Erfahrungen der Österreichischen Gesellschaft für Akupunktur und Auriculotherapie aufgebaut und aus didaktischen Gründen stufenweise in die Abschnitte B1, B2, B3 und C gegliedert. So wird das Erarbeiten der schwierigen Materie der Traditionellen Chinesischen Medizin zum Vergnügen.

Prof. Dr. Gertrude KUBIENA und ZHANG Xiao Ping
Duft-Qigong – Ein einfacher Weg zu innerer Harmonie
3. Auflage, 81 S., 117 Fotos, 2 Zeichnungen, 2 Wandtafeln (34x48cm) mit Abb. der Übungsabläufe, kart., ISBN 3-85175-641-X, öS 245,-/DM 35,-/EUR 17,44

In China ist derzeit eine relativ leicht und schnell zu erlernende Qigong-Form weitverbreitet: Duft-Qigong. Um 6 Uhr morgens kann man unzählige Chinesen auf der Straße bei ihren Übungen beobachten. Der Name „Duft"-Qigong beruht darauf, daß man bei länger dauerndem Training angenehme Düfte wahrnimmt. Die Übungen sind sehr einfach, viel leichter zu erlernen als die einfachste Taiji Quan-Form. Duft-Qigong wird großer Wert für die Gesundheit nachgesagt: Es hilft, vom Rauchen wegzukommen, unterstützt bei Schlankheitskuren, fördert die Konzentration und hält körperlich fit. Duft-Qigong ist die ideale Übung zur Vorbereitung auf Taiji Quan oder kompliziertere Qigong-Formen.

Das heilende Prinzip von Duft-Qigong beruht auf einer Harmonisierung der körpereigenen Schwingungen. Es ist also eine Art Bioresonanztherapie ohne Maschine. Die genauen Übungsanleitungen mit Fotos, die unseren Meister bei der Durchführung zeigen sowie ausführliche Kommentare, werden mit einer Einführung in die Grundprinzipien der traditionellen chinesischen Medizinphilosophie eingeleitet.

Duft-Qigong ist die ideale, selbstverständlich legale „Einstiegsdroge" in die fernöstlichen meditativen Bewegungsübungen.

Prof. Dr. Gertrude KUBIENA und ZHANG Xiao Ping
Taiji Quan – Die Vollendung der Bewegung
24 Übungen · Yang-Stil · Peking-Schule
3. überarb. Auflage, 114 S., 321 Abb., kart., ISBN 3-85175-724-6, öS 245,-/DM 35,-/EUR 17,44

Taiji wird bei uns meistens als „Schattenboxen" bezeichnet, weil viele Bewegungen des Taiji aus dem Kampfsport kommen, aber gleichsam in Zeitlupe ausgeführt werden. Es dient der Bekämpfung "innerer" Feinde, also von Krankheit und Schwäche. Taiji fördert außerdem u. a. das Selbstbewußtsein, die Konzentration, die Harmonie der Seele, die Beweglichkeit und auch die Kondition. Warum sollten Sie nun gerade dieses Taiji-Buch kaufen?

Weil das vorliegende ein besonders gutes Taiji-Buch ist, weil Zhang Xiao Ping besonders schönes Taiji lehrt, weil er ein besonders guter Lehrer und sein Stil unvergleichlich elegant ist und

- weil der Text nicht einzelne Bewegungen von Händen und Füßen beschreibt, sondern für jede Phase des Taiji Haltung und Koordination der Aktivitäten von Körper, Armen, Händen, Beinen, Füßen und Augen präzisiert;
- weil der Text in jeder Phase mit dem Meister in der Praxis erarbeitet wurde;
- weil jede Phase der Bewegung in mehr als 200 Meisterphotos (ergänzt durch Detailaufnahmen) gezeigt wird;
- weil die Bewegungsabläufe durch Richtungspfeile und ein klares System der Orientierung nach Himmelsrichtungen nachvollziehbar werden;
- weil Bild und Text koordiniert sind und lästiges Suchen und Blättern wegfällt.

Tausende begeisterte Anwender, die die 1. und 2. Auflage erworben haben, können dies bestätigen und haben innerhalb kurzer Zeit eine 3. erweiterte, überarbeitete Auflage notwendig gemacht.

Prof. Dr. Gertrude KUBIENA und Dr. Alexander MENG
Die neuen Extrapunkte in der chinesischen Akupunktur
Lehrbuch, Atlas, Behandlungsprogramm mit den von der WHO empfohlenen,
in China gesetzlich festgelegten 48 Extrapunkten
102 S., 8 Tab., 21x28 cm, 2 Farbtafeln (38x54cm), kart.,
ISBN 3-85175-598-7, öS 390,-/DM 56,-/EUR 28,34

Fundiertes Wissen, sowohl um die Akupunktur als auch um die Schulmedizin zeichnen dieses Buch der bekannten Autoren aus. Die Begriffe „Neupunkte", „Punkte außerhalb der Meridiane" werden nun als Extrapunkte klar definiert und beschrieben. Ein umfassendes Indikationenregister dient – auch dem noch wenig Erfahrenen – als Hilfestellung. Übersichtliche Tabellen und Falttafeln machen dieses Buch besonders anwenderfreundlich.

In Vorbereitung: Prof. Dr. Gertrude KUBIENA und Dr. Alexander MENG
Die Kardinalpunkte in der chinesischen Akupunktur
Lehrbuch, Atlas und Behandlungsprogramme

Ein besonders benutzerfreundliches Buch, das nicht nur die Kardinalpunkte und „Wundermeridiane" bringt, sondern auch einen ausgedehnten Indikationsteil mit Behandlungsanleitungen hat, wo neben den Akupunktur-Programmen gleich die Punkt-Lokalisationen beschrieben sind, um das lästige Blättern zu vermeiden. Ein Kommentar zum Einsatz der einzelnen Punkte ergänzt die Programme. So ist das Buch weit mehr als eine Gebrauchsanweisung: der Benutzer lernt auch, warum wann welche Punkte indiziert sind.

Prof. Dr. Gertrude KUBIENA und Dr. You Song MOSCH-KANG
Koreanische und chinesische Handakupunktur
58 S., 15 Abb., 21x28 cm, 2 ausklappbare Farbfalttafeln (42x54cm), kart.,
ISBN 3-85175-652-5, öS 390,-/DM 56,-/EUR 28,34

Die Hand ist eine der sensibelsten Regionen des menschlichen Körpers. Hier finden sich auf kleinstem Raum zahlreiche Akupunkturpunkte: bekannte Meridianpunkte, aber auch Extrapunkte und spezielle Handpunkte. In der Hand spiegelt sich also der gesamte menschliche Körper - und das macht sich die Akupunktur zunutze.

Akupunkturpunkte an der Hand sind besonders in Akutsituationen wirksam, außerdem haben sie den Vorteil, daß sich der Patient nicht ausziehen muß.

Dieses Buch faßt in übersichtlicher Weise alle koreanischen und chinesischen Akupunkturpunkte der Hand zusammen.

Ein großer Vorteil ist die Benutzerfreundlichkeit dieses Werks: Ein sehr konzentrierter, aber ausführlicher Abschnitt ist Indikationen und Programmen gewidmet. Selbst wenn jemandem die Lokalisation des einen oder anderen Punktes entfallen sein sollte, braucht er nicht lange herumzublättern: Die Punktlokalisationen sind – übersichtlich alphabetisch geordnet – immer neben den Programmen angegeben.

Der größte Vorteil aber liegt in den farbigen schönen Wandtafeln, die alle beschriebenen Punkte an der Hand zeigen und nicht nur der schnellen Orientierung dienen, sondern darüberhinaus ein attraktiver Wandschmuck für die Ordination sind.

Dr. Josef BAHN und Dr. Johann KÜBLBÖCK
Laserstrahlen in der Akupunktur
163 S., 12 Abb., 8 Tab., 17,5x24,5 cm, geb., ISBN 3-85175-681-9, öS 398,-/DM 57,-/EUR 28,92
Der bioregulatorische Effekt des Soft-Lasers steht außer Zweifel. Neurochemie und Neurophysiologie brachten beweisende Erklärungen. Regulationen im vaskulären und muskulären Bereich sind mit dem Soft-Lasers erreichbar.

Dieses Buch soll auf einfache und leicht verständliche Weise versuchen, das Manko an Grundwissen auszugleichen und damit Effektivität und therapeutischen Erfolg verbessern. Daß auch eine unzureichende Ausbildung in Akupunktur den Erfolg schmälert, sollte dazu veranlassen, die reichlich vorhandenen Ausbildungsmöglichkeiten zu nutzen. Ein Gerät wie der genutzt Laser muß vielseitig werden. Lokale Anwendung und Laserpunktur zusammen erst machen den großen Wert dieses Gerätes aus.

Das Buch sollte die grundlegenden theoretischen Informationen vermitteln. Es berichten Wissenschaftler, die entscheidend mit in die Erforschung und Verbreitung des Lasers eingegriffen haben.

Dr. med. Josef FALLBACHER
Akupunktur aus China in 101 Fallbeschreibungen
Diagnose und Therapie gemäß den Grundlagen der Traditionellen Chinesischen Medizin
von Chen JIRUI, MD und Nissi WANG, MSc (Hrsg.)
Übersetzung und Bearbeitung von Dr .med. Josef Fallbacher
Mit einem Vorwort von Dr. Jeremy Ross
281 S., 9 Tab., Format 21x28 cm, ISBN 3-85175-738-6, geb., öS 690,-/DM 98,-/EUR 50,14

Bisher einzigartig im deutschen Sprachraum werden anhand von 101 Fallbeschreibungen Krankheitsbilder aus Nord-China der Fachbereiche Innere Medizin, schmerzhafte Erkrankungen, Neurologie, Augen- und HNO-Erkrankungen, Dermatologie, Gynäkologie und Pädiatrie – obwohl von verschiedenen chinesischen Akupunktur-Spezialisten stammend – einheitlich und klar strukturiert aufgearbeitet.

Basierend auf westlichen Diagnosen werden die Syndromdifferenzierung der TCM, Therapieprinzipien, Punktauswahl, Punktkombinationen, Stichtechniken und Behandlungsergebnisse ausführlich und nachvollziehbar dargestellt. Der Therapieverlauf wird ebenso wie etwaige Änderungen in Behandlung und Diagnose erklärt.

Somit können sowohl bereits Fortgeschrittene als auch Beginner der chinesischen Akupunktur profitieren, zumal in einer ausführlichen Einführung die für das Verständnis der Fallbeschreibungen notwendigen Grundlagen der Punktkombination und der Manipulationstechniken beschrieben werden.

Heinz-Joachim HACKETHAL
Gesundheit und Lebensfreude durch Kranich-Qi Gong
124 S., 46 Abb., 17x24 cm, kart., ISBN 3-85175-730-0, öS 298,-/DM 42,80/EUR 21,66
Kranich-Qi Gong ist die mit Abstand wirkungsvollste Qi Gong Art überhaupt. Jahrhundertelang waren die sechs Kranichfiguren ein streng gehütetes Geheimnis taoistischer Mönche. Erst seit wenigen Jahren ist diese Qi Gong Art der Öffentlichkeit bekannt. Es gibt daher nur wenige Experten, die darüber kompetent sprechen und schreiben können.
Dieses Buch, von einem langjährigen China-Kenner verfaßt, beschreibt die Kranich-Figuren sehr genau und übersichtlich. Es gibt Auskunft über alle wesentlichen Hintergründe und notwendigen Zusammenhänge und erklärt die erstaunlichen Wirkungsweisen von Kranich-Qi Gong auf unkomplizierte Weise.

Ludwig HOLOVICS
Qigong für alle
Mit einer Audio-CD als Übungsanleitung
100 S., 85 Abb., 3 Tab., 1 Audio-CD, 16,5x24 cm, geb.,
ISBN 3-85175-752-1, öS 370,-/DM 53,-/EUR 26,89
Qigong bedeutet soviel wie „Arbeit für und mit der Lebensenergie". Es ist ein Überbegriff für verschiedene Übungsmethoden, die alle das Ziel haben, dem Übenden zu einem langen, gesunden Leben zu verhelfen. Im Qigong findet sich aufgrund der Vielfalt der Methoden für jeden Bedarf ein geeignetes Übungssystem, unabhängig von Alter, Geschlecht und Weltanschauung. Qigong-Übungen können im Stehen, Liegen, Sitzen, in Ruhe oder in Bewegung ausgeführt werden, und selbst körperliche Einschränkungen stellen kein Hindernis dar. „Jeder nach seinen Möglichkeiten" erscheint dem Autor als wichtiger Grundsatz im Üben. Der Schwerpunkt des Buches ist darauf gerichtet, daß Qigong für alle Menschen, in jedem Alter und in jeder körperlichen Verfassung eine Methode zum „gesund werden und gesund bleiben" darstellt.

Dr. Erich KITZINGER
Der Akupunktur-Punkt
Topographie und chinesische Stichtechnik
2. ergänzte und überarbeitete Auflage, 181 S., 128 zweifarbige Abb., geb.,
ISBN 3-85175-651-7, öS 660,-/DM 95,-/EUR 47,96
187 Akupunkturpunkte, ausgewählt nach ihrer therapeutischen Wichtigkeit oder ihrer anatomischen Besonderheit, vom Autor zeichnerisch dargestellt und mit Lokalisation, Stichtiefe und Indikation beschrieben, da neben der richtigen Punktwahl die richtige Art der Stimulation von Wichtigkeit ist, um die therapeutischen Möglichkeiten der Akupunktur voll auszunützen. Diese Stimulation muß in der richtigen Tiefe mit einer dem Zustand adäquaten Technik erfolgen, die Auslösung eines Nadelgefühls sollte bei jedem Patienten angestrebt werden. Nadelungstechniken – Punktstimulation – Auslösung des De Qi – Tonisierung – Sedierung u. a. m.

Dr. Johann KÜBLBÖCK und Dr. Georg KÖNIG
Aktuelle chinesische Akupunkturpraxis
277 S., 13 Abb., 6 Tab., 4 Schemata, geb., ISBN 3-85175-546-4, öS 740,-/DM 106,-/EUR 53,78
Das Werk ist vor allem für den Praktiker gedacht. Auf Grund des Aufbaues und der enthaltenen umfangreichen Systematik, ergänzt durch Tabellen, eignet es sich aber nicht nur zur Auffrischung eigenen Wissens; es wurde deshalb auch als Repetitorium für die Prüfung der ÖWÄA ausgewählt.

Dr. Georg KÖNIG und Dr. Ingrid WANCURA
100 Jahre in Gesundheit leben – Qi Gong zum Selbstlernen
Atemtherapie, Selbstmassage und körperliche Bewegung nach altchinesischer Tradition
Eine Anleitung mit Bildern – Text bearbeitet von Dr. Gunthild Knoll
2. Auflage, 121 S., 70 zweifarb. Abb., kart., ISBN 3-85175-723-8, öS 198,-/DM 29,-/EUR 14,39
Die auf dem Gebiet der Akupunktur weltbekannten Ärzte Dr. König und Dr. Wancura stellen mit dem vorliegenden Buch die im Reich der Mitte jahrhundertelang geübten Praktiken von Bewegungstraining, Atemtherapie und Selbstmassage vor. Das Buch richtet sich an alle, die bewußter leben wollen und durch körperliches und mentales Training Krankheiten und frühzeitigem Altern vorbeugen möchten, an Ärzte, die mit Akupunktur behandeln und ihre Patienten.
Die Übungen – eine Mischung aus Akupressur, Akupunktur-Massage, Atem- und Konzentrationsübungen – werden in China üblicherweise in Gruppen durchgeführt. Durch den allgemein verständlichen, knappen Text, Merkverse und viele Abbildungen wird man angeregt, regelmäßig kurze Zeit seiner Gesundheit zu widmen. In gleicher Weise wird dieses Werk als Unterstützung einer Akupunkturbehandlung bei bereits bestehenden Gesundheitsschäden von großem Nutzen sein.

Dr. Wilhelm AUERSWALD, Dr. Georg und Dr. Kurt KÖNIG
IST AKUPUNKTUR NATURWISSENSCHAFT?
Neue Chinesische Grundlagenforschung

Teil A: Zur Theorie (Physiologie) der Akupunktur
Über 170 referierte Arbeiten, mehr als 550 internationale Literaturangaben, Stichwortverzeichnis
216 S., 21x28cm, kart., ISBN 3-85175-360-7, öS 580,-/DM 85,-/EUR 42,15

Teil B: Zur Praxis der Akupunktur
Über 220 referierte Arbeiten, mehr als 600 internationale Literaturangaben, Stichwortverzeichnis
224 S., 21x28cm, kart., ISBN 3-85175-361-5, öS 580,-/DM 85,-/EUR 42,15

Vorzugspreis für Teil A und B: öS 990,-/DM 148,-/EUR 71,95

Dr. Georg KÖNIG und Dr. Ingrid WANCURA
PRAXIS UND THEORIE DER
NEUEN CHINESISCHEN AKUPUNKTUR

Zwei hervorragende Kenner der Traditionellen Chinesischen Medizin vermitteln in dieser Reihe die praktische Anwendung und das theoretische Basiswissen jener klinisch geprüften und an Universitäten gelehrten Neuen Chinesischen Akupunktur, der das zunehmende Interesse der westlichen Welt gilt.

Band 1: Konstitutionslehre · Krankheitslehre · Bewegungsapparat
3. überarbeitete Auflage, 397 S., 380 zum Teil zweifarbige Abb. u. Skizzen, 21x28cm, geb., ISBN 3-85175-635-5, öS 980,-/DM 140,-/EUR 71,22
Es werden hier unter Berücksichtigung von Konstitutionstyp und Reaktionslage des Patienten am Beispiel der Erkrankungen des Bewegungsapparates detaillierte Behandlungsanleitungen in Wort und Bild geboten und in zahlreichen, von chinesischen Lehrern analysierten Fallbeispielen praktische Ratschläge für die Durchführung von Akupunkturbehandlungen gegeben.
Die traditionell-chinesische Konstitutions- und Krankheitslehre wird praxisgerecht, reich bebildert und in einer auch für naturwissenschaftliche Ärzte verständlichen Terminologie, Analyse und Interpretation dargestellt.

Band 2: Anleitung zur Akupunkturtherapie bei Kopfschmerzen, vegetativen Störungen, bei inneren Krankheiten · Die Trad.-Chin. Ganzheitsmedizin: Interpretation durch Hinweise auf Embryologie und Segmentlehre, auf Verhaltensforschung und Zoologie, auf psychosomatische Medizin
3. überarbeitete Auflage, 334 S., 152 zum Teil zweifarbige Abb. u. Skizzen, 21x28cm, geb., ISBN 3-85175-634-7, öS 980,-/DM 140,-/EUR 71,22
Die jedem Punktprogramm beigefügten topographischen Abbildungen ermöglichen ein leichtes Verständnis und Aufnahme ins Gedächtnis. Ein Buch, das nicht nur ein ausgezeichneter Lernbehelf, sondern auch ein wesentlicher Schritt zur weiteren Annäherung östlicher und westlicher Denkweise ist.

Band 3: Ohr-Akupunktur
Verfaßt von Dr. XU Ruizheng, Dr. CHEN Gongsun und Dr. MU Jian,
bearbeitet und kommentiert von Dr. Georg KÖNIG und Dr. Ingrid WANCURA
2. überarbeitete und erweiterte Auflage, 400 S., 159 zweifarb. Abb., 18 Tab., 21x28cm, geb., ISBN 3-85175-696-7, öS 980,-/DM 140,-/EUR 71,22
Erstmals in deutscher Sprache ist hier ausführlich die Ohrmuschel-Diagnose abgehandelt und es werden damit alte, bewährte Erfahrungswerte auch den naturwissenschaftlich ausgebildeten Ärzten zugänglich gemacht.

Band 4: Chinesische Heilmassage · Tuina-Therapie · Akupressur
Verfaßt von Dr. Foen Tjoeng LIE und Dr. Heidemarie SKOPEK
247 S., 187 Abb., 4 Tab., 21x28cm, geb., ISBN 3-85175-423-9, öS 660,-/DM 95,-/EUR 47,96
Jahrtausende alte Erfahrungen Chinas werden mit den modernsten wissenschaftlichen Erkenntnissen des Westens zu einem praxisorientierten Werk, das jeden, ob Arzt, Heilmasseur oder Patient, begeistert.

Band 5: Akupunktur und manuelle Medizin in Praxis und Theorie
Verfaßt von Dr. Otfried PERSCHKE
414 S., 1.500 Abb., 21x28cm, geb., ISBN 3-85175-580-4, öS 1.990,-/DM 285,-/EUR 144,62
Die Synthese von Akupunktur und Manueller Medizin geht weit über die bisher hinlänglich bekannte „Akupressur" hinaus. Durch die Verbindung dieser beiden Behandlungsmethoden kann der Arzt nicht nur lokal Schmerzen lindern, wie es die Manuelle Medizin schafft. Durch die Miteinbeziehung der Akupunktur wird es möglich, von weiter entlegenen Punkten des Körpers auf das Krankheitsgeschehen einzuwirken, sodaß beide, für sich schon sehr wirksamen Methoden einen größtmöglichen Erfolg ergeben.
Der Autor verfügt über reiche Erfahrung auf beiden Gebieten und macht in diesem Werk sein Wissen einem breiten Publikum zugänglich. Er verwendet nicht nur Ganzkörperkakupunktur, sondern auch Ohr- und Mundakupunktur und verbindet sie mit bewährten Methoden der postisometrischen Relaxationstechnik (Isometrics) und Selbstmobilisation zur Methaphylaxe für die Patienten.

Dr. Georg KÖNIG und Dr. Ingrid WANCURA
Punkte und Regeln der Neuen Chinesischen Akupunktur
5. Auflage, 8 Seiten Text, 4 Tafeln 38x54cm in Fünffarbendruck, kart.,
ISBN 3-85175-272-4, öS 490,-/DM 70,-/EUR 35,61
Der Einbau der Akupunktur in die moderne Medizin führte in China in Spitälern und Ambulanzen zunehmend zur Anwendung von wenigen, aber besonders wirksamen Punkten und einfachen Regeln, die eine Art Basiswissen für die Anwendung der Akupunktur darstellen.
Die Anwendung der Akupunktur erfolgt aus praktischen Überlegungen: Die Akupunktur ist kostensparend und fast ohne Nebenwirkungen, sie ist erfolgreich bei richtiger Indikation, bei Nadelung, die ein De Qi-Gefühl auslöst, bei richtiger Lokalisation der Punkte, bei wenigen, aber sorgfältig ausgewählten Punkten. Übersichtliche Zeichnungen und die handliche Größe ermöglichen die Anwendung der Tafeln als Nachschlagewerk oder auch als Wandtafeln und stellen ein wertvolles Hilfsmittel zur praktischen und erfolgreichen Anwendung der Akupunktur dar.

Dr. Georg KÖNIG und Dr. Ingrid WANCURA
Neue Chinesische Akupunktur
Lehrbuch und Atlas mit naturwissenschaftlichen Erklärungen
6. überarbeitete und erweiterte Auflage, 310 S., 108 Abb., 21x28cm, geb.,
ISBN 3-85175-670-3, öS 790,-/DM 115,-/EUR 57,41
Neben einem ausführlichen alphabetisch geordneten Indikations-verzeichnis und einer Anleitung der zur Zeit am gebräuchlichsten chinesischen Behandlungstechnik, enthält dieses Werk eine theoretische Studie über eine naturwissenschaftliche Erklärungs-möglichkeit für einen Teil der Traditionellen Chinesischen Medizin. Das Literaturverzeichnis enthält über 600 Arbeiten.

Dr. Alexander MENG
Meridiantafel für die chinesische Massage – Tuinatherapie – Akupressur
Die erste übersichtliche mehrfarbige Wandtafel für die Akupressur!

19 S. 21x30cm, Farbfalttafel 54x80cm, kart., ISBN 3-85175-667-3, öS 298,-/DM 42,80/EUR 21,66

Die Tuinatherapie ist eine in vielen Fachkliniken beliebte Zusatzmethode der Physiotherapie. Der Laie kann unter Anleitung von ausgebildeten Ärzten, Physiotherapeuten und Masseuren diese Methode der Akupressur für die aktive Gesundheitspflege verwenden.

Zur Erleichterung bereits vorhandener Beschwerden hat sich die Akupressur bestens bewährt.

Die dekorative übersichtliche Tafel ist eine große Hilfe für die Auffindung der Reflexpunkte, welche in den Seminaren und Fachbüchern immer wieder genannt werden und somit auch eine wichtige und wertvolle Ergänzung zu der einschlägigen Fachliteratur.

Die chinesische Massage, Akupressur, Tuina wird seit 20 Jahren in Österreich von Oberarzt Dr. Alexander Meng, Neurologe im Krankenhaus Lainz, Wien, gelehrt.

Dr. Alexander MENG
Die Basistheorie der Akupunktur und der Traditionellen Chinesischen Medizin

280 S., 72 Abb., 28 Tab., 17,5x24,5 cm, geb., ISBN 3-85175-675-4, öS 550,-/DM 78,-/EUR 39,97

Gestützt auf die eigene Akupunkturpraxis und eingehendes Literaturstudium gibt der Autor mit diesem Buch eine grundlegende Darstellung der Physiologie in der Traditionellen Chinesischen Medizin und stellt diese der modernen (westlichen) Medizin gegenüber. Er faßt die Begriffe der chinesischen Medizin als Arbeitstheorien auf und führt von diesen auf die analogen Begriffe in der modernen Medizin hin.

Die Grundlagen der Meridianlehre, Kenntnisse über die Basisphysiologie der chinesischen Medizin – Organlehre – wie sie heute in China gelehrt werden, sind dargestellt, ganz ohne Mystik auf die Eingliederung in die Lehre der Schulmedizin ausgerichtet. Es ist dem Autor gelungen, plausibel und gründlich eine Verbindung zwischen beiden Medizinsystemen herzustellen.

Ein Buch, das allen Ärzten, die sich mit Akupunktur befassen - seien es lernende oder erfahrene - bisher gefehlt hat.

Dr. Hans Martin STEINGASSNER
Akupunktur für den Menschen und seine liebsten Haustiere
Traditionelle Chinesische Medizin für Mensch, Pferd, Hund und Katze
Unter Mitarbeit von Dr. Nicole HEROUT

192 S., 55 Abb., 22x28 cm, geb., ISBN 3-85175-717-3, öS 690,-/DM 98,-/EUR 50,14

Das Buch soll eine Anregung für den Humanmediziner darstellen, sich über die Möglichkeiten einer Behandlung seiner Haustiere zu informieren und ihm helfen, in Notfällen seinem Liebling Hilfe leisten zu können.

Andererseits kann sich der Veterinärmediziner über die Behandlungsmöglichkeiten in der Traditionellen Chinesischen Medizin (TCM) informieren und sich einen Einblick über die Akupunktur in der Humanmedizin verschaffen. Es ist das ideale Einstiegsbuch in diese Thematik. Bei der Errichtung eines Gebäudes würde es keinem Menschen einfallen, mit dem Dach zu beginnen. Die TCM ist ein imaginäres Gebäude, jedes Detail hat eine Funktion in seiner Beziehung zum Ganzen und darf nicht isoliert gesehen werden. Aus diesem Grund ist sie eine moderne, holistische (ganzheitliche) Methode, begründet auf der Idee, daß jedes einzelne Element nur in seiner Beziehung zum Ganzen verstanden werden kann.

Die Akupunktur ist ein Teilaspekt dieses Bauwerks - nehmen wir an, das Dach. Um am Schluß des Rohbaus das Dach auf das Gebäude zu setzen, ist es erforderlich, sich mit dem Fundament und den Mauern auseinanderzusetzen - der Lehre von der TCM.

OMR Prof. Dr. Hermine TENK
Praktikum der chinesischen Akupunktur und Punktmassage für die Kinderheilkunde
3. überarbeitete Auflage, 154 S., 28 Abb., 29 Zeichnungen, 11 Tab., 15x21 cm, kart.
ISBN 3-85175-630-4, öS 390,-/DM 56,-/EUR 28,34

Nach 25jähriger kinderärztlicher Tätigkeit (Kassenpraxis, Krankenhaus-Konsiliaria, Schul- und Mutterberatungsärztin) kennt Frau Dr. Tenk die Grenzen der Therapiemöglichkeiten unserer klassischen westlichen Medizin. Deshalb ergriff sie die Chance, die weite Therapiepalette der chinesischen Akupunktur an berufenster Stelle, in China, zu studieren (Kiangsu-Medizin, Klinik in Nanking und Kinderklinik Peking), um dadurch ihr Therapievolumen zu erweitern. Dies ist ihr, wie aus ihrem Buch ersichtlich, vollkommen gelungen. Sie gibt mit profundem Wissen, überreicher Erfahrung und großem Verständnis die mehr als 5.000 Jahre alte Kunst der chinesischen Akupunktur weiter, sowohl an Anfänger als auch an bereits fortgeschrittene Akupunkteure.

Dieses Werk soll vor allem dem kranken Kind zugute kommen, hier besonders dem vegetativ gestörten, dem mehrfach behinderten und dem zerebral gestörten Kind.

OMR Prof. Dr. Hermine TENK und Dr. Max HAIDVOGL
Akupunktur-Praktikum für die Therapie des behinderten Kindes
Punktmassage – Akupunktur – Laser – Punktur
2. überarbeitete u. erweiterte Auflage, 204 S., 39 Abb., 3 Tab., 15x21 cm, 1 Faltplan zur Therapie, kart., ISBN 3-85175-590-1, öS 390,-/DM 56,-/EUR 28,34

In diesem Akupunktur-Praktikum für die Therapie des behinderten Kindes mit: Punktmassage, Akupunktur und Laser-Punktur sollen für Ärzte, Physiotherapeuten, Eltern und behinderte Menschen Hilfen gezeigt werden, mit denen alle bisher bekannten Therapiemethoden unterstützt und gefördert werden können. Gewidmet den behinderten Kindern der Welt.

OMR Prof. Dr. Hermine TENK
Soforthilfe mit Akupressur
Für Schulärzte, Lehrer, Schüler und Laienhelfer
4. überarbeitete Auflage, 60 S., zahlreiche erklärende Zeichnungen, 13x19 cm, kart., ISBN 3-85175-708-4, öS 120,-/DM 18,-/EUR 8,72

Die Autorin, selbst jahrelang Schulärztin, hat hier ein handliches, übersichtliches Taschenbuch für die Soforthilfe mittels Akupressur, z.B. bei Kreislauf-Kollaps, Reiseerbrechen, Koliken, Hexenschuß oder Nasenbluten, zusammengestellt, das eine wertvolle Hilfe in allen Notsituationen des täglichen Lebens darstellt, wenn kein Arzt zur Stelle ist oder auf diesen gewartet werden muß.

OMR Prof. Dr. Hermine TENK
Punktmassage für Erste Hilfe und Energieausgleich
Nach den Regeln der chinesischen Akupunktur und den Beziehungen zur Kneipptherapie sowie allgemeine Gesundheitsratschläge
129 S., 130 Abb. u. Tab., 20,5x20,5 cm, geb.,
ISBN 3-85175-569-3, öS 220,-/DM 32,-/EUR 15,99

Neben ungefähr 80 Punkten, mit denen Laien und Rettungshelfer rasch und wirksam Hilfe leisten können, werden in diesem Buch auch die Vorbeugung von Krankheiten und die Behandlung funktioneller Störungen mittels Akupressur dargestellt. Viele eingestreute Skizzen erläutern den Text und geben so dem Leser die Möglichkeit, auch ohne Kurs die wichtigsten Punktlokalisationen zu erlernen.